Checklisten AEDL

Checklisten AEDL

Zusammengestellt von Dagmar Wiederhold
Unter Mitarbeit von Ute Villwock

ELSEVIER
URBAN & FISCHER

URBAN & FISCHER München

Zuschriften und Kritik an:
Elsevier GmbH, Urban & Fischer Verlag, Hackerbrücke 6, 80335 München
E-Mail: pflege@elsevier.de

Wichtiger Hinweis für den Benutzer
Die Erkenntnisse in der Medizin unterliegen laufendem Wandel durch Forschung und klinische Erfahrungen. Herausgeber und Autoren dieses Werkes haben große Sorgfalt darauf verwendet, dass die in diesem Werk gemachten therapeutischen Angaben (insbesondere hinsichtlich Indikation, Dosierung und unerwünschten Wirkungen) dem derzeitigen Wissensstand entsprechen. Das entbindet den Nutzer dieses Werkes aber nicht von der Verpflichtung, anhand der Beipackzettel zu verschreibender Präparate zu überprüfen, ob die dort gemachten Angaben von denen in diesem Buch abweichen und seine Verordnung in eigener Verantwortung zu treffen.

Bibliografische Information Der Deutschen Nationalbibliothek
Die Deutsche Nationalbibliothek verzeichnet diese Publikation in der Deutschen Nationalbibliografie; detaillierte bibliografische Daten sind im Internet unter http://dnb.d-nb.de abrufbar.

1. Auflage 2007

Der Urban & Fischer Verlag ist ein Imprint der Elsevier GmbH.

Sonderausgabe Weltbild

Um den Textfluss nicht zu stören, wurde bei Patienten und Berufsbezeichnungen die grammatikalisch maskuline Form gewählt. Selbstverständlich sind in diesen Fällen immer Frauen und Männer gemeint.

Planung: Christine Schwerdt, München
Erstellung, Lektorat und Redaktion: Dagmar Wiederhold, München
Erstellung der AEDL Sich kleiden und Sich pflegen: Ute Villwock, Heidelberg
Projektmanagement: Karin Kühnel, München
Herstellung: Nicole Ballweg, München
Satz: Mitterweger & Partner, Plankstadt
Druck und Bindung: L.E.G.O. S.p.A., Lavis/Italien
Zeichnungen:
AEDL-Piktogramme: M. Deschner, Berlin
Der Pflegeplan: S. Adler, Lübeck
Kapitel 1 – Schmerzskala: H. Rintenlen, Velbert
Kapitel 5 – Nomogramm: G. Raichle, Ulm
Umschlaggestaltung: SpieszDesign, Büro für Gestaltung, Neu-Ulm
Titelfotografie: MedicalPicture

ISBN 978-3-437-28102-0

Aktuelle Informationen finden Sie im Internet unter **www.elsevier.de** und **www.elsevier.com**

Inhaltsverzeichnis

Benutzung der Checklisten

Das AEDL-Strukturmodell

Monika Krohwinkel entwickelte in den 1980iger Jahren ihr Rahmenmodell ganzheitlich fördernder Prozesspflege. Ausgangspunkt des pflegerischen Handlungsprozesses sind die Bedürfnisse und Fähigkeiten des pflegebedürftigen Menschen und ihre Auswirkungen auf Unabhängigkeit und Wohlbefinden. Krohwinkel formulierte 13 Aktivitäten und existentielle Erfahrungen des Lebens (AEDLs):

- Mit existentiellen Erfahrungen des Lebens umgehen
- Kommunizieren
- Sich bewegen
- Vitale Funktionen des Lebens aufrechterhalten
- Sich pflegen
- Essen und trinken
- Ausscheiden

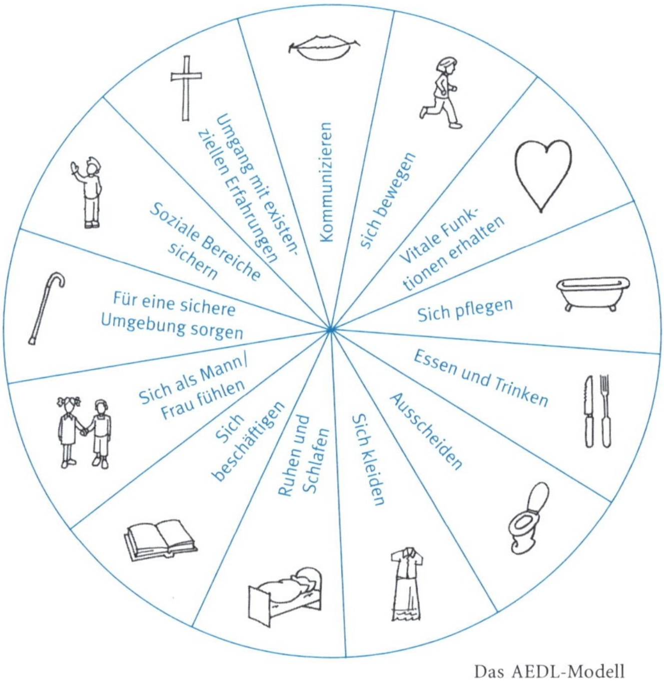

Das AEDL-Modell

- Sich kleiden
- Ruhen und schlafen
- Sich beschäftigen
- Sich als Mann oder Frau fühlen und verhalten
- Für eine sichere Umgebung sorgen
- Soziale Bereiche des Lebens sichern

Diese Bereiche stehen untereinander ohne hierarchische Struktur in Beziehung. Krohwinkel geht davon aus, dass Menschen normalerweise Selbstpflegeaktivitäten entfalten können, um für die Sicherheit in Gesundheit und Leben zu sorgen. Selbstpflegedefizite in einem oder mehreren Bereichen haben somit Auswirkungen auf das Leben, auf die Sicherheit und das Wohlbefinden der betroffenen Person. Die Aufgabe der Pflege ist eine aktivierende Unterstützung in den Bereichen, in denen Selbstpflegedefizite vorliegen.

Das von Krohwinkel erarbeitete **Rahmenmodell** umfasst neben dem AEDL-Strukturmodell drei übergeordnete Aspekte der Pflege:

- Das **primäre pflegerische Interesse:** Das Interesse der Pflegenden richtet sich auf die betroffene Person mit ihren Fähigkeiten, Bedürfnissen und Problemen in der selbstständigen Ausführung der AEDLs. Weitere Einflussfaktoren sind Bezugspersonen, Umgebung und Lebensverhältnisse, Gesundheits- und Krankheitsprozesse sowie medizinische Diagnostik und Therapie.
- Die **primäre pflegerische Zielsetzung:** Diese umfasst das Erhalten, Fördern und Befähigen bzw. Wiedererlangen von Unabhängigkeit und Wohlbefinden.
- Die **primäre pflegerische Hilfeleistung:** Hierzu zählen das Handeln für den Pflegebedürftigen, die individuelle Unterstützung, das Sorgen für eine entwicklungsförderliche Umgebung, sowie Beratung und Anleitung.

Ein wesentlicher Bestandteil des Rahmenmodells ist zudem der **Pflegeprozess.**

Was ist Pflegeplanung?

Der Pflegeprozess

Die Pflegeplanung ist Teil des Pflegeprozesses. Dieser setzt sich nach Fiechter und Meier aus sechs Schritten zusammen:
- Informationen sammeln
- Ressourcen und Probleme finden
- Ziele festlegen
- Maßnahmen planen
- Maßnahmen durchführen
- Überprüfen und verbessern der Pflegeergebnisse.

(Fiechter, V.; Meier, M.: Pflegeplanung. Recom Verlag, Basel 1998.)

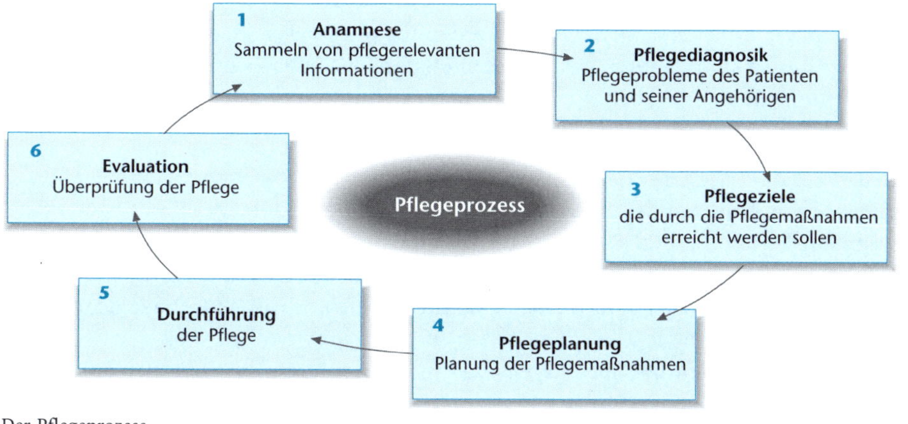

Der Pflegeprozess.

Der Pflegeprozess ist Grundlage einer zielgerichteten, strukturierten und überprüfbaren Pflege. Er ist damit ein zentrales Instrument der Qualitätssicherung in der Pflege. Alle Schritte des Pflegeprozesses werden dokumentiert.

Informationen sammeln

Zunächst sammeln die Pflegenden alle pflegerelevanten Informationen über die Situation des Pflegebedürftigen. Dazu nutzen sie folgende Quellen:
- Erstgespräch mit dem Pflegebedürftigen bzw. seinen Angehörigen (Pflegeanamnese)

- Folgegespräche mit dem Pflegebedürftigen bzw. seinen Angehörigen sowie spontane Äußerungen
- Beobachtung des Pflegebedürftigen, bei Bedarf mit Hilfe von Assessmentinstrumenten, z. B. Dekubitusskala
- Gegebenenfalls Pflegeüberleitungsberichte von zuvor betreuenden Pflegediensten oder -einrichtungen, z. B. häusliche Pflege, Pflegeheim
- Dokumentationen von und Gespräche mit anderen Berufsgruppen, z. B. Ärzte, Physiotherapeuten

Damit diese für den Pflegeprozess und damit auch für die Pflegeplanung wichtigen Informationen nicht verloren gehen, werden sie in der Akte dokumentiert, z. B. auf dem Stammblatt, dem Anamnesebogen oder anderen dafür vorgesehenen Formblättern.

Ressourcen und Probleme finden

Aus den gesammelten Informationen werden die pflegerelevanten Probleme herausgefiltert. Diese sind dadurch gekennzeichnet, dass der Pflegebedürftige durch dieses Problem in einem oder mehreren Lebensbereichen in seiner Selbstständigkeit beeinträchtigt ist und pflegerischer Unterstützung bedarf.

Neben dem Erfassen der Probleme werden, auch in Hinblick auf eine aktivierende Pflege, die Ressourcen des Pflegebedürftigen erkannt und dokumentiert. Ressourcen sind Fähigkeiten des Pflegebedürftigen, die zu einer Besserung seines Zustandes beitragen können. Manchmal ist es schwierig, die Ressourcen eines Pflegebedürftigen auf Anhieb zu erkennen. Hilfreich kann es in diesem Fall sein, die folgenden Fragen zu beantworten:

- Welche Tätigkeiten übt der Pflegebedürftige selbstständig aus? Beispiel: aus dem Bett aufstehen
- Was kann/macht der Pflegebedürftige gut? Beispiel: ausreichend Flüssigkeit zu sich nehmen
- Wie lässt sich der Pflegebedürftige motivieren?
- Welche Dinge oder Umstände erleichtern es dem Pflegebedürftigen, Unangenehmes zu ertragen?

Die aktuellen Probleme, die Ressourcen des Pflegebedürftigen sowie problematische Voraussetzungen wie chronische Grunderkrankungen bestimmen den Pflegebedarf, also den Bedarf an pflegerischen Leistungen. Um diesen konkret festzulegen, ist es zunächst notwendig zu bestimmen, wo genau die Ziele der Pflege liegen.

Ziele festlegen

Durch die Informationssammlung und durch die Beschreibung von Ressourcen und Problemen verschafft sich die Pflegende ein umfassendes Bild über den derzeitigen

Zustand (Ist-Zustand) des Pflegebedürftigen. Mit der Formulierung der Pflegeziele wird ein Soll-Zustand festgelegt, der erreicht werden kann und soll. Zu unterscheiden sind Nahziele, die in absehbarer Zeit zu erreichen sind von Fernzielen, auf die längerfristig hingearbeitet wird.

Pflegeziele sollten problembezogen, realistisch und positiv formuliert werden. Letzteres bedeutet, dass Pflegeziele angeben, was erreicht und nicht was vermieden werden soll. Damit das Erreichen der Pflegeziele überprüft werden kann, ist es wichtig, diese ganz konkret zu formulieren. Eine „baldmöglichste Genesung" ist zwar erstrebenswert, aber dennoch zu allgemein, um etwas auszusagen. Zudem ist eine völlige Genesung ebenso wie eine vollständige Selbstständigkeit eine Idealvorstellung, die gerade bei älteren oder chronisch kranken Menschen oft nicht zu erreichen ist. Auch eine konkrete Zeitangabe ist unerlässlich. Pflegeziele können sein:
- Frau M. wäscht in vier Tagen (konkretes Datum) selbstständig ihr Gesicht.
- Herr K. kann am Donnerstag mit Hilfe vom Bett zum Tisch gehen.

Die Pflegeziele sollten mit dem Pflegebedürftigen besprochen bzw. gemeinsam mit ihm festgelegt werden. Auf diese Weise kann der Pflegebedürftige die Arbeit der Pflegenden verstehen und selbst daran mitwirken, die gesteckten Ziele zu erreichen.

Maßnahmen planen

Im nächsten Schritt, der eigentlichen Pflegeplanung, wird festgelegt, mit welchen Maßnahmen die formulierten Pflegeziele zu erreichen sind.

Die Pflegenden nutzen hierfür ihr Fachwissen, hausinterne Handlungsanweisungen, Richtlinien und Pflegestandards. Auch mit dem Lesen von Fachliteratur halten sich die Pflegenden auf dem Laufenden, um den Pflegebedürftigen nach möglichst aktuellen Erkenntnissen zu unterstützen.

In die Pflegeplanung werden folgende Informationen aufgenommen:
- **Welche** Pflegemaßnahme wird durchgeführt?
- **Wie** wird die Pflegemaßnahme durchgeführt?
- **Wer** führt die Pflegemaßnahme durch?
- **Wie oft** und **wann** wird die Pflegemaßnahme durchgeführt?
- **Womit** wird die Pflegemaßnahme durchgeführt?

Die Pflegeplanung drückt das professionelle Handeln der Pflegenden aus und grenzt sich damit von der Laienpflege ab. Für die Pflegenden dient die fachgerechte und schriftlich dokumentierte Pflegeplanung zudem als Schutz bei Schadensansprüchen, wenn es darum geht zu belegen, dass eine fachgerechte Pflege geplant wurde. Vorausgesetzt wird hier allerdings, dass die geplante Pflege schließlich auch durchgeführt, dokumentiert und der aktuellen Pflegebedürftigkeit stetig angepasst wurde.

Maßnahmen durchführen

Die in der Pflegeplanung festgelegten Maßnahmen werden jetzt durchgeführt. Detaillierte Angaben in der Pflegeplanung erleichtern es den Pflegenden, die Maßnahmen auszuführen.

Eine strikte Pflege nach Plan ist allerdings nicht immer möglich, da sich der Zustand des Pflegebedürftigen verändern kann. Ist in der Pflegeplanung beispielsweise festgelegt, dass dem Pflegebedürftigen eine bestimmte Menge Flüssigkeit zu einem bestimmten Zeitpunkt über die PEG-Sonde verabreicht wird, kann es notwendig sein, vom Pflegeplan abzuweichen, wenn der Pflegebedürftige kurz zuvor erbrochen hat.

An dieser Stelle wird ersichtlich, dass der Pflegeprozess kein starrer Handlungskreis ist. Vielmehr sind die Pflegenden angehalten situativ zu entscheiden, an welchem Schritt des Pflegeprozesses sie als nächstes ansetzen. Im Falle des Pflegebedürftigen, der Flüssigkeit bekommen soll, aber erbrochen hat, wäre es notwendig, wieder in der Informationssammlung anzusetzen: Wann hat er erbrochen? Wie oft hat er erbrochen? Wo liegen die Ursachen für das Erbrechen? Diese und weitere Fragen sollten zunächst beantwortet werden. Dann werden wiederum die Probleme und Ressourcen des Pflegebedürftigen beurteilt, Ziele festgelegt, Maßnahmen geplant – und die Durchführung der Maßnahmen entsprechend angepasst.

Um die geleistete Pflege nachvollziehbar zu machen, dokumentieren die Pflegenden alle durchgeführten Pflegemaßnahmen. Dies sollte möglichst zeitnah nach der Durchführung geschehen. Wichtig ist ebenfalls, dass die zuständige Pflegende die geleisteten Pflegehandlungen mit ihrem Handzeichen abzeichnet.

Überprüfen und verbessern der Pflegeergebnisse

Zur Auswertung (Evaluation) gehört die Überprüfung, ob mit den geplanten Maßnahmen die festgelegten Ziele erreicht wurden. Wenn Pflegeziele nicht erreicht wurden, werden dafür Gründe gesucht. So kann z. B. ein formuliertes Pflegeziel unrealistisch sein. Der Schritt wäre nun, ein realistisches Ziel festzulegen. Andererseits können aber auch die geplanten und durchgeführten Maßnahmen nicht geeignet genug gewesen sein, um das Pflegeziel zu erreichen. An den Pflegenden liegt es jetzt, geeignetere Maßnahmen festzulegen.

Wenn Ziele erreicht wurden, bedarf es ebenfalls weiterer Überlegungen. Der Ist-Zustand des Pflegebedürftigen hat sich verändert. Sollen nun neue, weitreichendere Pflegeziele formuliert werden? Welche Maßnahmen sind hierfür notwendig? Der Pflegeprozess beginnt wieder von vorn.

Warum Checklisten zu den AEDLs?

Das AEDL-Modell nach Krohwinkel ist die in Deutschland am weitesten verbreitete Pflegetheorie in der Altenpflege. In den Checklisten AEDL sind die Schritte des Pflegeprozesses nach den AEDLs geordnet. Die Checklisten AEDL geben Unterstützung zu allen Schritten des Pflegeprozesses.

Eine umfassende, zielgerichtete Informationssammlung ist Voraussetzung für die Pflegeplanung und damit für eine qualitativ hochwertige Pflege. Mit Hilfe der Checklisten AEDL können die Pflegenden auf einen Blick ersehen, ob sie alle relevanten Informationen zu einer AEDL in Erfahrung gebracht haben. Anschließend können sie auf dieser Basis die Ziele der Pflege – unter Berücksichtigung der individuellen Situation des Pflegebedürftigen – festlegen.

Auch die Pflegemaßnahmen zu planen ist mit Hilfe der Checklisten möglich: Sie geben einen schnellen Überblick über alle relevanten Maßnahmen für ein bestimmtes Pflegeziel. Auch hier ist es wieder möglich, die für den individuellen Pflegebedürftigen passenden Pflegemaßnahmen auszuwählen.

Die durchgeführte Pflege kann mit Hilfe der Checklisten überprüft werden. Formulierungshilfen machen es einfacher, Worte für die Pflegedokumentation zu finden.

Den Abschluss bilden zusätzliche Informationen zu Normwerten und Instrumenten. So sind Bewegungspläne, Bilanzierungsbögen und Instrumente zur Erfassung der Dekubitusgefährdung hinterlegt. Literaturhinweise regen zu einer weiterführenden Beschäftigung mit dem jeweiligen Thema an.

1 Mit existentiellen Erfahrungen des Lebens umgehen

1 Mit existentiellen Erfahrungen des Lebens umgehen

Menschen machen im Laufe ihres Lebens die unterschiedlichsten Erfahrungen. Alte Menschen blicken auf ein Leben zurück voller Zufriedenheit und Wohlgefühl, aber auch mit Schmerz und Trauer. Die gemachten Erfahrungen haben Einfluss auf den Umgang mit aktuellen Ereignissen, z. B. mit dem Umzug in ein Pflegeheim, mit dem Verlust eines nahen Menschen.

Das aktuelle Verhalten eines Menschen ist bestimmt von den Erfahrungen, die dieser im Laufe seines Lebens gemacht hat. Deshalb ist die AEDL „Mit existentiellen Erfahrungen des Lebens umgehen" Basis aller anderen AEDLs.

Die existentiellen Erfahrungen des Lebens werden unterschieden in:

- Existenzgefährdende Erfahrungen, z. B. Krieg, Vertreibung, Verlust, Schmerz, Machtlosigkeit, Trennung, Isolation
- Existenzfördernde Erfahrungen, z. B. Freude, Angenommensein, Mut, Zuversicht, Vertrauen
- Erfahrungen, die sowohl existenzfördernd als auch existenzgefährdend sind, z. B. Glaube, Religionsausübung, lebensgeschichtliche Erfahrungen

Der Umgang des Menschen mit den existentiellen Erfahrungen des Lebens wird im Wesentlichen von dessen Selbstkonzept geprägt. Dieses setzt sich aus folgenden Dimensionen zusammen:

- Psychische Dimension: Selbstbild, Selbstbewusstsein, das „innere" Bild von sich selbst
- Körperliche Dimension: Körperbild, Körperwahrnehmung, Körperbewusstsein
- Soziale Dimension: Rollenbild, Rollenwahrnehmung, Rollenbewusstsein

Das Selbstkonzept eines Menschen ist immer individuell. Es ist geprägt von Persönlichkeitsmerkmalen, Erziehung, durch die Umwelt und durch Erfahrungen. Und es verändert sich durch aktuelle Erfahrungen, auch, um sich neuen Erfordernissen anzupassen. Das Wissen um die Erfahrungen der Bewohner ist sowohl im Rahmen der Pflegeanamnese als auch in der täglichen Arbeit von Bedeutung. Hierbei sind kulturspezifische und religionsspezifische Erfahrungen zu berücksichtigen. Eine besondere Rolle spielen Lebenserfahrungen in der Biografiearbeit.

Die Aufgaben der Pflegenden im Bereich „Mit existentiellen Erfahrungen des Lebens umgehen" sind:

- Alte Menschen in der Auseinandersetzung mit den existentiellen Erfahrungen des Leben begleiten
- Ansprechpartner für Sorgen und Nöte, aber auch für Freude und Wohlgefühl sein
- Existenzfördernde Erfahrungen unterstützen
- Annahme, Wohlbefinden, Sicherheit vermitteln
- Erfahrungen der Pflegebedürftigen in die individuelle Pflege einfließen lassen

1.1 Anamnese

Kranken-/Pflegeberichte

Allgemein

- Biografischen Angaben?
  - Geburtsort?
  - Geburtsland?
  - Geburtsjahr?
  - Religion?
  - Sprache?
  - Aufenthalte in Krankenhäusern, psychiatrischen Einrichtungen, Heimen?
  - Traumatische Erfahrungen in der Vergangenheit?
- Abhängigkeiten?
  - Alkohol?
  - Nikotin?
  - Medikamente?
  - Drogen?
  - Spielsucht?
  - Sonstige?

Selbstwertgefühl und Körpergefühl

- Medizinische Diagnosen oder Symptome, die das Selbstwertgefühl und das Körpergefühl beeinflussen können?
  - Körperbildveränderungen, z. B. Lähmungen, Amputationen, Hauterkrankungen?
  - Organverlust durch Operationen, z. B. Brust, Gebärmutter, Prostata?
  - Geistige Einschränkungen, z. B. durch Demenz?
  - Depression?
  - Schizophrenie?
  - Abhängigkeiten, z. B. Alkohol, Medikamente, Drogen?
  - Angststörungen, Phobien?
  - Chronische Krankheiten?
  - Krebserkrankungen?
  - Chronische Schmerzen?
  - Harn- und Stuhlinkontinenz?
  - Impotenz?
  - Adipositas (Übergewicht) oder Kachexie (Untergewicht)?
  - Störungen der Sinnesorgane?
  - Sonstige?
- Gibt es oder gab es im Zusammenhang mit diesen Diagnosen und Symptomen
  - medizinische
  - physiotherapeutische
  - psychotherapeutische Behandlungen?
- Hat sich in letzter Zeit das Körpergewicht verändert?
- Werden Angaben zu aktuell belastenden Situation gemacht?
  - Verlust eines nahen Menschen, z. B. des Ehepartners?
  - Krise infolge des Umzugs in eine Pflegeeinrichtung?
  - Erzwungene Pensionierung oder Arbeitslosigkeit?
  - Armut?
  - Mobilitätseinschränkungen, z. B. Bettlägerigkeit?
  - Pflegebedürftigkeit?
  - Sonstige?
- Ist der Pflegebedürftige suizidgefährdet?

Angst

- Beschreibung von Angst
  - bei Dunkelheit?
  - vor Fremdem, Unbekanntem?
  - vor Versagen?
  - vor Krankheit, Gebrechlichkeit, Tod?
  - Existenzangst, Lebensangst?
  - bei oder vor Erkrankungen?
- Medizinische Diagnosen?
  - Phobien, z. B. Angst vor leeren Plätzen, Höhenangst?
  - Waschzwang?
  - Putzzwang?
  - Sonstige?

Chronische Schmerzen

- Medizinische Diagnosen, die zu chronischen Schmerzen führen können?
  - Krebserkrankung?
  - Arthrose (Gelenkverschleiß)?
  - Arthritis (entzündliche Gelenkserkrankung)?
  - Gicht?
  - Rückenschmerzen?
  - Osteoporose?
  - Migräne?
  - Neuralgien (Nervenschmerzen), z. B. Trigeminusneuralgie?
  - Herpes zoster?
  - Phantomschmerz bei Amputationen?
  - Psychosomatische Beschwerden?
  - Sonstige?
- Bisherige Therapien gegen Schmerzen?
  - Medikamente?
  - Schmerzpflaster?
  - TENS (Transkutane elektrische Nervenstimulation)?
  - Anwendungen von Wärme oder Kälte?
  - Massagen?
  - Krankengymnastik?
  - Spezielle Lagerungen?
  - Entspannungstraining?
  - Sonstige?

Fragen an den Pflegebedürftigen bzw. die Angehörigen

Allgemein

- Welche Sprache/n sprechen Sie?
- Welche Sprache ist Ihre Muttersprache?
- Ist eine Kommunikation auf Deutsch möglich?
- Können Angehörige oder Mitarbeiter dolmetschen?
- Welcher Religion gehören Sie an?
- Welche Bedeutung hat die Religion für Sie?
- Welche Hilfe benötigen Sie beim Ausüben Ihrer religiösen Bedürfnisse?
- Welche entscheidenden Ereignisse und Personen gibt es in Ihrer Biografie?
- Welche Bedeutung hatten und haben für Sie
  - Beruf?
  - Hobbys?
  - Beziehungen?

- Gab es in der Vergangenheit gravierende Ereignisse?
  - Krieg?
  - Vertreibung?
  - Gefangenschaft?
  - Katastrophen?
  - Körperliche/seelische/sexuelle Gewalt?
  - Sonstige?
- Wie sind Sie mit diesen Ereignissen umgegangen?
- Wie fühlen Sie sich jetzt?
- Erleben Sie die derzeitige Situation als Krisensituation?
- Erleben Sie derzeit
  - Traurigkeit?
  - Rückzug?
  - Einsamkeit?
  - Schlafstörungen?
- Wann fühlen Sie sich wohl?
- Was wünschen Sie?
- Welche Interessen, welche Gewohnheiten, welche Bedürfnisse haben Sie?
- Welche Vorstellungen haben Sie von ihrem Heimaufenthalt?
- Wie erleben Sie die Tatsache des Umzugs ins Heim?
- Wie ist das für Sie, pflegebedürftig zu sein?
- Wie können Sie im Heim aktiv sein?

Selbstwertgefühl und Körpergefühl

- Wie erleben Sie sich?
- Was für ein Mensch sind Sie?
- Welche Interessen haben Sie?
- Was ist wichtig für Sie?
- Sind Sie auf andere Menschen angewiesen?
- Leiden Sie unter Ihren Krankheiten/Einschränkungen?
- Haben Sie Selbstvertrauen?
- Welche Beziehung haben Sie zu Ihrem Körper?
- Gab es körperliche Veränderungen?
- Gibt es Erfahrungen mit Gewalt?
- Wie ist das soziale Netz, welche Kontaktpersonen haben Sie?
- Welche Aufgaben und Ziele können Sie für sich benennen?
- Welche einschneidenden Lebensereignisse mit welchen Folgen gab es in letzter Zeit?
- Gab es in letzter Zeit Verlusterlebnisse im sozialen Umfeld?
  - Todesfälle?
  - Wegzug der Kinder?
  - Krankenhausaufenthalte?
  - Wohnortwechsel?
  - Umzug ins Pflegeheim? Wie ist Ihre Einstellung zum Heimaufenthalt?
  - Sonstige?
- Welche Bedeutung haben diese Ereignisse?
- Wie zeigen Sie Trauer?
- Wie bewältigen Sie Krisen, Trauer und Verluste?
- Wie haben Sie früher schwierige Situationen gemeistert?
- Welche Hilfen brauchen Sie in der jetzigen Situation, z. B. Religion, Trauerrituale, kulturelle Besonderheiten?
- Fühlen Sie sich hoffnungslos?
- Was hält Sie am Leben?
- Leiden Sie an
  - Appetitlosigkeit?
  - Gewichtsverlust?
  - Müdigkeit?
  - vermehrtem Schlafbedürfnis?

- Welche Erwartungen haben Sie an die Pflegenden?

Angst

- Fühlen Sie sich durch Angst eingeschränkt?
- Welche angstauslösenden Faktoren können Sie benennen?
- Wie drücken Sie Angst aus?
- Wie reagieren Sie auf Angst?
  - Mit Flucht?
  - Mit Angriff/Aggression?
  - Mit Verteidigungshandlungen?
- Hat die Angst Auswirkungen auf Ihr Bewusstsein und Ihre Orientierung?
- Welche angstlösenden Maßnahmen kennen Sie?
- Welche Erwartungen haben Sie an das Pflegepersonal?

Chronische Schmerzen

- Wo treten Schmerzen auf?
- Wie stark sind die Schmerzen? (Schmerzskalen nutzen ☞ 1.6)
- Wie sind die Schmerzen, z. B.
  - Stechend?
  - Schneidend?
  - Reißend?
  - Ziehend?
  - Drückend?
  - Klopfend?
  - Hämmernd?
  - Brennend?
  - Krampfartig?
  - Wellenförmig?
  - Kolikartig?
- Wann treten die Schmerzen auf?
- Welche Bedeutung hat der Schmerz für Sie?
- Wie drücken Sie Schmerzen aus?
- Welche Medikamente bekommen Sie gegen Schmerzen?
- Haben Medikamente oder Schmerzen Auswirkungen auf Bewusstsein und Orientierung?
- Kennen Sie weitere Maßnahmen, die die Schmerzen lindern, z. B.
  - Entspannungsübungen?
  - Lagerungen?
  - Anwendung von Wärme/Kälte?
- Welche Auswirkungen haben die Schmerzen auf Ihre täglichen Aktivitäten?
- Welche Ängste haben Sie in Bezug auf diese Schmerzen?
- Wie kann Ihnen in diesem Zusammenhang geholfen werden?

Beobachtungen

Selbstwertgefühl und Körpergefühl

Beobachten und Beurteilen von

- Verhalten im sozialen Umfeld
- Ausdruck von Gefühlen
  - Freude
  - Trauer
  - Ärger/Wut
  - Angst
  - Schmerz
  - Scham
- Interessen und Gewohnheiten des Pflegebedürftigen
- verbalen und nonverbale Äußerungen, z. B.
  - selbstabwertende Äußerungen

  - Abwehr von Lob und Anerkennung
  - Überbewertung negativer Erlebnisse
  - Ausdruck unangemessener Schuldgefühle
  - Beschuldigungen anderer, um eigene Fehlleistungen zu vertuschen
  - Verleugnen und Bagatellisieren eigener Schwächen, um diese vor anderen zu verbergen
- Unsicherheit
- Aggressionen gegenüber anderen oder gegen sich selbst
- Umgang mit körperlichen Einschränkungen
- Beziehung zum eigenen Körper
- Äußerungen über den Körper
- selbstverletzendem Verhalten
- Anzeichen für depressive Stimmung, z. B.
  - Traurigkeit
  - Rückzug
  - Einsamkeit
  - Schlafstörungen
- Anzeichen einer Krise bzw. Grenzsituation, z. B.
  - Machtlosigkeit
  - Zweifel am Sinn

Ergreift der Pflegebedürftige die Initiative oder ist er ergeben gegenüber allen Maßnahmen und Situationen?

Angst

Beobachten und Beurteilen von
- angstauslösenden Faktoren
- Angstreaktionen
- Umgang mit Angst
- Angst vor der Angst

Chronische Schmerzen

Beobachten und Beurteilen von
- Schmerzintensität
- Schmerzqualität
- Schmerzdauer
- Umgang mit Schmerz
- Wirkung von Medikamenten und anderen schmerzlindernden Interventionen

1.2 Pflegeziele

Störung des Selbstwertgefühls und des Körpergefühls

Pflegebedürftiger
- hat besseres Selbstwertgefühl
- fühlt sich sicher
- kann Hilfe annehmen
- hat Erfolgserlebnisse
- nimmt seinen Körper an
- entwickelt positive Einstellung seinem Körper gegenüber
- spricht über seine Gefühle und Bedürfnisse
- fühlt sich verstanden
- findet eigene Ressourcen zur Bewältigung
- ist aktiv und nimmt Kontakt zu anderen auf
- kann bei Verlusterlebnissen trauern
- findet Unterstützung in seiner Trauer
- äußert Hoffnung und nimmt am sozialen Leben teil

Angst

Pflegebedürftiger
- äußert seine Angst
- kennt Möglichkeiten, mit der Angst umzugehen
- setzt Ressourcen und Bewältigungsstrategien wirksam ein
- kennt angstauslösende Faktoren und meidet diese
- setzt Entspannungstechniken ein
- fühlt sich sicher und angstfrei
- erhält Unterstützung und Hilfe

Durch geeignete Hilfsmittel, z. B. Notrufsystem, Klingel, Nachtlicht, ist sein Sicherheitsgefühl gestärkt

Chronische Schmerzen

Pflegebedürftiger
- spürt Linderung
- ist schmerzfrei
- ist frei von Angst
- kann seine Schmerzen äußern
- kann den Schmerz beschreiben, nutzt dafür Hilfsmittel
- kann um Hilfe bitten und seine Bedürfnisse äußern
- erhält angemessene Hilfe und Unterstützung
- kennt Methoden der Schmerzlinderung und setzt diese ein
- kennt schmerzauslösende Faktoren und kann sie vermeiden
- führt Aktivitäten, die durch Schmerz eingeschränkt waren, wieder selbstständig durch
- führt selbstständig ein Schmerzprotokoll

1.3 Pflegeplanung

Störung des Selbstwertgefühls und des Körpergefühls

- Verständnisvolles Klima schaffen
- Pflegebedürftigen in allen seinen Belangen ernst nehmen
- Selbstwertgefühl durch die Erledigung von Aufgaben, z. B. handwerkliche Aufgaben, Wäsche ordnen, stärken

- Ressourcen fördern, Fähigkeiten des Pflegebedürftigen erkennen und fördern, z. B. Tanzen, Spielen, Gartenarbeit
- Autonomie des Pflegebedürftigen durch Eingehen auf dessen Vorstellungen und Respektieren seiner Entscheidungskompetenz fördern
- Gefühle annehmen und ernst nehmen
- Individuelle Bezugspersonen aus dem Pflegeteam finden
- Feste, z. B. Geburtstag, Namenstag mit dem Pflegebedürftigen feiern
- Gruppenaktivitäten fördern
- Eigeninitiative fördern
- Hilfestellung für ein gepflegtes Äußeres bei Bedarf anbieten
- Zur Pflege und Versorgung von veränderten Körperteilen oder Funktionen, z. B. Prothesen, Stoma, anleiten
- Veränderungen am eigenen Körper wahrnehmen lassen und positiv begleiten
- Zum Reden über körperliche Veränderungen anregen
- Basale Stimulation (☞ 7.3)
- Auf Flüssigkeits- und Nahrungsaufnahme achten
- Angehörige einbeziehen, beraten
- Zusammenarbeit mit anderen Berufsgruppen initiieren, z. B. Ergo-, Musik- und Gestalttherapeuten
- Äußerungen von Hoffnungslosigkeit zulassen und ernst nehmen
- Nähe, Verständnis und Anerkennung vermitteln
- Ruhebedürfnis akzeptieren, gleichzeitig Kontakt vermitteln
- Rituale, z. B. Abendritual, Entspannungsübungen fördern
- Interessen und Aktivitäten erfahren und fördern
- Gemeinsam tagesstrukturierende Maßnahmen erarbeiten
- Gemeinsam kurzfristige Ziele benennen
- Bewältigungsstrategien des Pflegebedürftigen fördern
- Bei Verlusterlebnissen: Trauerrituale fördern
- Kontakt zu anderen initiieren
- Austausch über Trauer mit anderen fördern
- Trauer und Gefühlsäußerungen zulassen
- Gefühle wie Wut, Aggression, Depression als Teil der Trauerarbeit sehen und zulassen
- Für Gespräche da sein
- Nähe und Verständnis zeigen
- Unterstützungsmöglichkeiten durch Seelsorger und Therapeuten aufzeigen

Angst

- Reale Gefahren und angstauslösende Ursachen beseitigen bzw. einschränken
- Den Pflegebedürftigen grundsätzlich informieren und in alle Entscheidungen einbeziehen
- Eine Atmosphäre des Verständnisses, der Nähe und des Vertrauens schaffen
- Für eine angenehme Raumgestaltung sorgen
- Angstreaktionen ernst nehmen
- Gespräche und positive Auseinandersetzung mit der Angst fördern
- Entspannungstechniken vermitteln

- Gefühl der Sicherheit vermitteln durch Hilfsmittel, z. B. Notrufsystem und durch ständige Erreichbarkeit
- Über alle pflegerischen Maßnahmen, z. B. über Injektionen, informieren
- Beratung der Angehörigen
- Information über Selbsthilfegruppen

Chronische Schmerzen

- Ängste und Schmerzäußerungen ernst nehmen
- Pflegebedürftigen beim Führen des Schmerzprotokolls unterstützen
- Hilfestellung bei Einschränkungen aufgrund der Schmerzen, z. B. beim Aufstehen, bei der Körperpflege, beim An- und Auskleiden, beim Essen und Trinken
- Mit Pflegebedürftigen über die Schmerzen, deren Ursachen und über Möglichkeiten mit den Schmerzen umzugehen sprechen
- Maßnahmen zur Schmerzlinderung anbieten, z. B.
  - Massagen
  - Waschungen
  - Auflagen
  - Wickel
  - Lagerungen
  - Entspannungsübungen
- Interessen des Pflegebedürftigen ermitteln und diese fördern
- Bereitstellen und verabreichen ärztlich verordneter Medikamente
- Erwünschte und unerwünschte Wirkungen der Medikamente beobachten und erfassen

1.4 Pflegeevaluation

Störung des Selbstwertgefühls und des Körpergefühls

- Zeigt der Pflegebedürftige Eigeninitiative?
- Hat er Kontakt zu anderen und ist integriert?
- Macht der Pflegebedürftige selbstentwertende Äußerungen?
- Nimmt der Pflegebedürftige sich selbst wichtig und ernst?
- Spricht der Pflegebedürftige über seine Hoffnungslosigkeit?
- Hat der Pflegebedürftige Ziele, die ihm wichtig sind?
- Kann der Pflegebedürftige seinen Alltag meistern?
- Isst und trinkt der Pflegebedürftige ausreichend?
- Nimmt der Pflegebedürftige seinen Körper wahr?
- Nimmt er seinen Körper an?
- Kann der Pflegebedürftige seine Gefühle zeigen und äußern?
- Kennt er Trauerrituale und nutzt diese für sich?
- Tauscht sich der Pflegebedürftige mit anderen Menschen, die ähnliches erlebt haben, aus?
- Kennt der Pflegebedürftige Angebote von Seelsorgern und Therapeuten und nutzt diese?

Angst

- Äußert der Pflegebedürftige seine Angst?

- Kennt er Bewältigungsstrategien und wendet diese an?
- Fühlt sich der Pflegebedürftige wohl?
- Gibt es Einschränkungen aufgrund der Angst?
- Kann der Pflegebedürftige den Alltag und die täglichen Aufgaben bewältigen?
- Schläft der Pflegebedürftige gut?

Chronische Schmerzen

- Fühlt sich der Pflegebedürftige wohl?
- Empfindet er Erleichterung bei seinen Beschwerden?
- Ist der Pflegebedürftige in seinen Aktivitäten selbstständiger?
- Füllt der Pflegebedürftige das Schmerzprotokoll aus?
- Kennt der Pflegebedürftige schmerzlindernde Maßnahmen und wendet diese an?
- Äußert der Pflegebedürftige seine Schmerzen?
- Wirken die angeordneten Schmerzmedikamente?

1.[illegible] Formulierungshilfen für die Pflegedokumentation

Störung des Selbstwertgefühls und des Körpergefühls

Pflegebedürftiger
- ist heute auf andere zugegangen und hat Kontakte geknüpft
- nimmt Lob und Anerkennung nicht an
- sagt immer wieder: „Das schaffe ich doch nie."
- meint, dass keiner ihn mag
- entschuldigt sich ständig für sich selbst
- hat heute seine täglichen Verrichtungen selbstständig durchgeführt
- lehnt das Enterostoma weiterhin kategorisch ab
- äußerte heute tiefe Hoffnungslosigkeit wegen seines körperlichen/geistigen Zustandes
- gab an, sich auf das Wochenende zu freuen, da er Besuch von seinen Enkelkindern erhält
- ist heute sehr traurig und denkt viel an seine verstorbene Ehefrau
- weint heute viel
- war heute am Todestag seines Bruders am Grab und konnte danach über seine Trauer mit anderen Bewohnern sprechen
- hatte heute Besuch vom Seelsorger und war danach erleichtert

Angst

Pflegebedürftiger
- äußerte heute seine Angst das Sterben betreffend
- fühlt sich mit Notrufsystem sicher
- hat Angst alleine im Zimmer zu sein und möchte deshalb, dass die Pflegende bei ihm bleibt
- hat Angst vor der Dunkelheit. Wenn das Licht im Bad an bleibt fühlt er sich sicherer.
- gab heute Herzrasen an als er sich wegen eines anderen Bewohners erschreckte

Chronische Schmerzen

Pflegebedürftiger
- ist schmerzfrei
- benötigt Hilfe beim Führen des Schmerzprotokolls
- führt Schmerztagebuch selbstständig
- klagt über Nebenwirkungen der Schmerzmedikation: Mundtrockenheit, Obstipation
- führt Entspannungsübungen durch, die ihm sehr gut tun
- hatte heute sehr starke Schmerzen (auf Numerischer Schmerzskala: 8), Bedarfsmedikation half für ca. 4 Stunden
- brauchte heute wegen starker Schmerzen Hilfe beim Waschen und Ankleiden
- hat große Angst davor, dass Schmerzen in der Nacht erneut auftreten und er deswegen nicht schlafen kann

1.6 Schmerzskalen

Numerische Rangskala (NRS)

0	1	2	3	4	5	6	7	8	9	10
Kein Schmerz										Stärkster vorstellbarer Schmerz

Beschreibung: Als Papierversion, Lineal (Patient stellt selbst ein) oder in gesprochener Form. Der Patient gibt seinem Schmerz eine „Note".

Visuelle Analogskala (VAS)

Keine Schmerzen

↓

Stärkster vorstellbarer Schmerz

Beschreibung:

- Patient markiert auf Linie, wo er seinen Schmerz einordnet
- Ausmessen der Distanz von Markierung „Keine Schmerzen" bis zur Patientenmarkierung
- Dokumentation in cm

Verbale Rating Skala

Kein Schmerz	Leichte Schmerzen	Mäßige Schmerzen	Starke Schmerzen	Nicht stärker vorstellbare Schmerzen

Beschreibung:

- Zuordnung der Schmerzen zu festgelegten Ausdrücken
- Vergleichsweise ungenau
- Kleinere Veränderungen lassen sich nicht ermitteln

Gesichterskalen

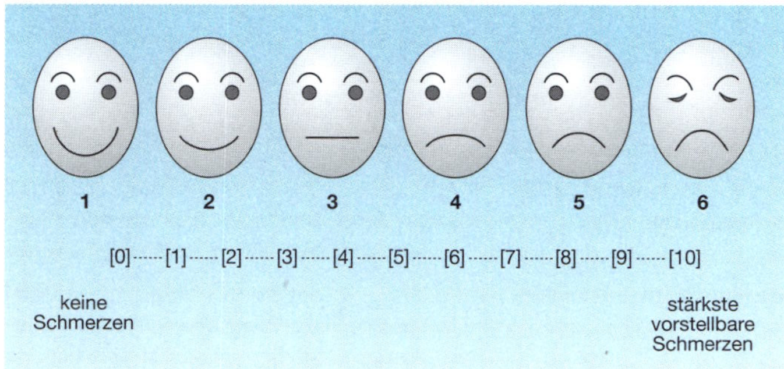

Faces Pain Scala. Speziell für die Anwendung bei Kindern oder bei Menschen, die sich verbal nicht ausdrücken können. Sie wird wie die numerische Rangskala (☞ oben) verwendet.

Weiterführende Literatur

Canacakis, Jorges: Ich sehe Deine Tränen. Kreuz Verlag, Stuttgart, 1997.

Ganß, Michael/Linde, Matthias (Hrsg.): Kunsttherapie mit demenzkranken Menschen. Mabuse Verlag, Frankfurt, 2004.

Gerken, Bettina/Prüß, Claudia: Trauerbewältigung in der Altenpflege. Schlütersche Verlagsanstalt, Hannover, 2002.

Müller, Monika/Schnegg, Matthias: Unwiederbringlich – vom Sinn der Trauer. Herder Verlag, Freiburg, 1997.

Neulist, Annette/Moll, Wolfgang: Die Jugend alter Menschen. Gesprächsanregungen für die Altenpflege. Elsevier, München, 2005.

Nydahl, Peter: Wachkoma. Elsevier, München, 2004.

2 Kommunikation und Orientierung

Kommunikation heißt Verständigung miteinander. Dafür sind mindestens zwei Personen nötig, die bewusst oder unbewusst miteinander agieren.

Zu unterscheiden ist die **verbale Kommunikation** über Sprache von der Kommunikation mittels Mimik und Gestik, der **nonverbalen Kommunikation.** Die nonverbale Kommunikation kann die verbale unterstützen oder auch ersetzen. Manchmal sind verbale und nonverbale Kommunikation zum gleichen Zeitpunkt nicht kongruent, das heißt, etwas anderes wird gesagt als Mimik und Gestik vermuten lassen. Das führt zu Missverständnissen.

Voraussetzungen für eine **erfolgreiche Kommunikation** sind

- die Fähigkeit zum Senden von Signalen, z. B. durch Sprechen, Schreiben, Gestik, Mimik
- die Fähigkeit zum Empfangen von Signalen, z. B. durch Hören, Sehen, Fühlen, Riechen, Schmecken
- die Fähigkeit zum Verarbeiten von Signalen, z. B. durch Verstehen

Kommunikation setzt **kognitive Fähigkeiten** voraus. Diese umfasst die Prozesse des Wahrnehmens, des Gedächtnisses und des Denkens. Störungen der kognitiven Kompetenz, z. B. durch Demenz, lassen Kommunikation nicht mehr nach logischen und realitätsbezogenen Gesetzen ablaufen. Gestaltung von Kommunikation mit dementen Menschen braucht oft andere Mittel und Wege und stellt hohe Anforderungen an die Pflegekräfte.

Neben der kognitiven Kompetenz beeinflussen folgende Punkte die Kommunikation:

- Psychische Verfassung, z. B. Stimmung, Gefühle
- Körperliches Empfinden, z. B. Schmerzen
- Beziehung zwischen den Kommunikationspartnern
- Selbstbild und Fremdbild
- Wortwahl und Sprachkompetenz
- Einschränkungen des Wahrnehmungsvermögens, z. B. durch Schwerhörigkeit/Gehörlosigkeit, Sehbehinderung, Schmerzen, Bewusstseinsstörungen
- Einschränkungen der Kommunikationsfähigkeit, z. B. Sprech- und Sprachstörungen, unzureichende Sprachkenntnisse, Verwirrtheit, Bewusstseinsstörungen

Kommunikation spielt in der Altenpflege die zentrale Rolle. Es ist wichtig, dem Pflegebedürftigen mit Empathie zu begegnen. Seine Äußerungen sollen ernst genommen werden, und er soll ermuntert werden, Gedanken und Gefühle zu zeigen. Helfen können hierbei **Grundsätze des aktiven Zuhörens:**

- **Spiegelung:** Gefühle des Gegenübers wahrnehmen und diese selbst äußern, z. B. „Dass Ihre Enkel nicht zu Besuch kommen muss Sie sehr enttäuschen."
- **Wertschätzung** vermitteln durch Zuwendung, Nachfragen, wertungsfreies Zuhören

- **Akzeptanz:** Verhaltensweisen des anderen nicht ablehnen
- **Eigene Echtheit zeigen:** eigene Befindlichkeiten zeigen, z. B. „Ich habe dann noch ein Gespräch mit der Pflegedienstleitung und bin deswegen sehr aufgeregt. Entschuldigen Sie bitte, wenn ich mich nicht ganz auf das Gespräch mit Ihnen konzentrieren kann."
- **Pausen aushalten** und diese nicht wegreden
- **Respektvolle Distanz** zum Gegenüber einhalten: Mitgefühl, aber kein Mitleid; sich mit seinen Gefühlen auch abgrenzen können

2.1 Anamnese

Kranken-/Pflegeberichte

Allgemein

- Medizinische Diagnosen oder Symptome, die die Kommunikation beeinflussen können?
  - Kehlkopferkrankung?
  - Sprach- und Sprechstörungen?
  - Aphasie?
  - Sonstige?
- Wann war der letzte Besuch
  - beim HNO-Arzt?
  - beim Augenarzt?
  - beim Neurologen/Psychiater?
- Medizinische Therapien, die die Wahrnehmung, Kognition oder Kommunikation beeinflussen können?
  - Medikamente?
  - Bettruhe?
  - Sonstige?
- Werden bereits Therapien durchgeführt?
  - Psychotherapie?
  - Ergotherapie?
  - Logotherapie?
  - Sonstige?

Hören

- Neurologische Erkrankungen mit Einfluss auf das Hörvermögen?
- Durchblutungsstörungen des Innenohrs?
- Tinnitus?
- Altersbedingte Schwerhörigkeit?
- Angeborene Gehörlosigkeit?
- Sonstiges?

Sprechen

- Sprachstörungen, z. B. durch
  - Apoplex?
  - Schädel-Hirn-Trauma?
  - Tumore?
- Sprechstörungen, z. B. durch
  - Multiple Sklerose?
  - Kehlkopfoperationen?

Sehen

- Augenerkrankungen?
  - Grauer Star?
  - Grüner Star?
- Altersweitsichtigkeit?
- Verletzungen des Auges?
- Altersbedingte Durchblutungsstörungen der Netzhaut?
- Diabetes mellitus? Diabetische Netzhautveränderungen?
- Trockene Augen, z. B. durch mangelnden Tränenfluss?
- Hilfsmittel?
  - Brille?
  - Kontaktlinsen?
  - Lupe?
  - Augenprothesen?
- Datum der letzten Augenarztuntersuchung?
- In welchem Abstand sollen augenärztliche Untersuchungen erfolgen?
- Sonstiges?

Tasten und Berühren

- Neurologische Erkrankungen?
  - Apoplex?
  - Multiple Sklerose?
  - Querschnittslähmung?
  - Sonstige?
- Psychiatrische Erkrankungen?
  - Psychosen?
  - Halluzinationen?
  - Wahrnehmungsstörungen?
  - Sonstige?
- Störungen der Hautdurchblutung?
  - Periphere arterielle Verschlusskrankheit (pAVK)?
  - Sonstige?
- Sensibilitätsstörungen?
- Polyneuropathien?

Riechen und Schmecken

- Erkrankungen, Verletzungen, Tumore
  - im Nasen-Rachen-Raum?
  - im Bereich des Gehirns?
- Tracheostoma?
- Neurologische Erkrankungen?
  - Morbus Parkinson?
  - Demenz?
  - Sonstige?
- Durchblutungsstörungen der Nasenschleimhaut bei Diabetes mellitus?
- Schlechter Allgemeinzustand?
- Bettlägerigkeit?
- Vorübergehende Beeinträchtigung durch
  - Erkältung?
  - grippalen Infekt?
  - Medikamentennebenwirkungen?

Kognitive Kompetenz

- Medizinische Diagnosen mit Einfluss auf die kognitive Kompetenz?
  - Demenz?
  - Akute oder chronische Verwirrtheit?
  - Chronische Schmerzen?
  - Psychiatrische Erkrankungen, z. B. Depression, Schizophrenie, Psychosen?
  - Abhängigkeiten, z. B. Alkohol, Medikamente?
  - Sonstige?

Fragen an den Pflegebedürftigen bzw. die Angehörigen

Allgemein

- Gibt es Einschränkungen in der Kommunikation mit anderen Menschen?
- Wie gleichen Sie bestehende Einschränkungen aus?
- Welche Hilfsmittel nutzen Sie?
- Verfügen Sie über soziale Kontakte?
- Wie gestalten Sie Ihren Tagesablauf?
- Gehen Sie trotz der Einschränkungen Ihren Hobbys nach?
- Welche Hilfe benötigen Sie?
- Wo sehen Sie Unterstützungsbedarf?

Hören

- Können Sie alles gut hören?
- Wie schätzen Sie Ihre Hörfähigkeit ein?
- Müssen Sie manchmal mehrmals nachfragen, um etwas zu verstehen?
- Benutzen Sie ein Hörgerät? Kommen Sie mit der Technik zurecht?

- Wann waren Sie zum letzten Mal beim HNO-Arzt/beim Hörgeräteakustiker?
- Schränkt die Schwerhörigkeit Ihre sozialen Kontakte ein?
- Welche Einschränkungen sind noch mit der Hörbehinderung verbunden?

Sprechen

- Fällt Ihnen das Sprechen schwer?
- Fallen Ihnen manchmal die Bezeichnungen bestimmter Dinge nicht ein?
- Ringen Sie um Worte?

Sehen

- Können Sie gut sehen?
- Benutzen Sie eine Brille?
- Wann benötigen Sie diese?
  - Nur zum Lesen?
  - Um in die Ferne zu schauen?
- Wann waren Sie zum letzten Mal beim Augenarzt?
- Bei Augenprothese: Können Sie die Prothese selbstständig entfernen, säubern und wieder einsetzen?

Tasten und Berühren

- Gab es in letzter Zeit Veränderungen hinsichtlich des Tastens?
- Können Sie warm und kalt fühlen?
- Haben Sie Missempfindungen?
- Haben Sie Schmerzen bei leichten Berührungen der Haut?
- Kam es in letzter Zeit aufgrund der Missempfindungen zu Verletzungen?
- Bei welchen Aktivitäten kommt es zu Einschränkungen?

Riechen und Schmecken

- Schmecken und riechen Sie gut?
- Wie ist Ihr Appetit? Haben Sie in letzter Zeit abgenommen?
- Welche Speisen sind Ihre Lieblingsspeisen?

Kognitive Kompetenz

- Vergessen Sie häufig Dinge?
- Müssen Sie sich wichtige Dinge aufschreiben, um diese nicht zu vergessen?
- Suchen Sie oft nach Gegenständen, die Sie verlegt haben?
- Kommt es vor, dass Sie sich in einem bekannten Umfeld nicht zurechtfinden?
- Erkennen Sie Bekannte und Freunde oder wissen Sie manchmal nicht, wem Sie gegenüber stehen?

Beobachtungen

Hören

Beobachten und Beurteilen von

- Reaktion auf akustische Reize, z. B. auf
  - Ansprache
  - Musik
  - Glocke
- Verstehen
- Nachfragen
- Umgang mit Hilfsmitteln, z. B. Hörgerät

Sprechen

Beobachten und Beurteilen von
- Ausdrucksmöglichkeiten
- Wortfindungsstörungen
- Wortumschreibungen
- Redefluss
- Wortsinn
- Inhalt der Rede
- Stimme

Sehen

Beobachten und Beurteilen von
- Reaktion auf visuelle Reize
- Bedeutung des Sehens für den Pflegebedürftigen
- Gefühlen
- Umgang mit Hilfsmitteln, z.B. Brille

Tasten und Berühren

Beobachten und Beurteilen von
- Reaktion auf Berührung
- Missempfindungen

Riechen und Schmecken

Beobachten und Beurteilen von
- Geschmacksäußerungen
- Nachwürzen
- verwendeten Geruchsstoffen, z.B. Parfüm
- Reaktion auf Geschmacks- und Geruchsreize, z.B. angebranntes Essen
- Appetit
- Gewicht
- Sozialverhalten bei den Mahlzeiten

Kognitive Kompetenz

Beobachten und Beurteilen von
- Wahrnehmungsstörungen
- Denkstörungen
- Unruhe
- Verwirrtheit
- Kontakt zu anderen

2.2 Pflegeziele

Hören

Pflegebedürftiger
- ist über Hilfsmittel informiert
- lässt sich auf die Benutzung eines Hörgerätes ein
- benutzt Hörgerät selbstständig
- ist ins Heimleben integriert und hat soziale Kontakte
- hält Kommunikation mit anderen aufrecht
- wendet Gebärdensprache an
- sagt, wenn er etwas nicht hört und geht offen mit seiner Höreinschränkung um
- berichtet über seine Gefühle und Ängste wegen seiner Höreinschränkung

Sprechen

Pflegebedürftiger
- kann sich mitteilen, evtl. mittels Hilfsmitteln
- bringt zum Ausdruck, dass er sich verstanden fühlt
- trainiert Sprach-/Sprechfähigkeit regelmäßig
- versteht die mitgeteilten Informationen und Anleitungen
- akzeptiert die Einschränkungen und Hilfsangebote
- nimmt am sozialen Leben teil
- hat soziale Kontakte

Sehen

Pflegebedürftiger
- kennt und nutzt die Hilfsmittel Brille und Lupe und kann gut mit diesen umgehen
- fühlt sich informiert über tägliche Neuigkeiten
- ist ins Heimleben integriert und hat soziale Kontakte
- kann sich in seiner Umgebung sicher und selbstständig bewegen und orientieren
- fühlt sich gepflegt
- erhält die notwendigen Unterstützungen
- kann sich seinen Wünschen entsprechend beschäftigen
- nimmt die augenärztlichen Kontrolluntersuchungen regelmäßig war
- äußert, dass er sich wohl und sicher fühlt
- ist orientiert

Augenerkrankungen werden fachgerecht behandelt.
Einschränkungen werden durch den Gebrauch von Hilfsmitteln bestmöglich ausgeglichen

Tasten und Berühren

Pflegebedürftiger
- erleidet keine Verletzungen
- setzt geeignete Hilfsmittel zur Stimulation ein
- ist über Ursachen und Behandlungsmöglichkeiten informiert und beteiligt sich aktiv an der Verbesserung der Situation
- bleibt selbstständig
- erhält angemessene Unterstützung und akzeptiert diese

Die bestehenden Verletzungen heilen ab.

Riechen und Schmecken

Pflegebedürftiger
- hat Appetit und ernährt sich gut
- nimmt an Gewicht zu
- fühlt sich wohl und nimmt an Geselligkeiten teil

Kognitive Kompetenz

Pflegebedürftiger
- kann sich in seinem Umfeld orientieren
- fühlt sich verstanden und angenommen
- kann Gefühle ausdrücken
- nimmt am sozialen Leben teil und hat Kontakte
- weiß, dass er für andere wichtig ist und gebraucht wird

2.3 Pflegeplanung

Hören

- Feste pflegerische Bezugsperson
- Geduld, wenn Pflegebedürftiger nicht gleich alles versteht
- Besuch des HNO-Arzt, des Hörgeräteakustikers organisieren
- Deutlich und langsam mit Pflegebedürftigen sprechen
- Kurze, klare Sätze bilden
- Keine Fremdwörter verwenden
- Sätze langsam, klar und deutlich, in gleichmäßigem Tempo aussprechen
- Gesagtes mit Mimik und Gestik unterstreichen
- Beim Sprechen den Pflegebedürftigen anschauen, damit dieser vom Mund ablesen kann
- Vor dem Sprechen Pflegebedürftigen auf sich aufmerksam machen, z. B. durch Tippen auf die Schultern
- Begrüßungsritus schaffen
- Während eines Gespräches Nebengeräusche ausschalten, z. B. Fernseher, Radio
- Bei Nichtverstehen den ganzen Satz wiederholen, nicht nur einzelne Worte
- Pflegebedürftigen auf Seite des Hörgeräts ansprechen
- Möglichkeiten zur Antwort durch Sprache, Mimik, Gestik, Berührung, Schrift oder andere Hilfsmittel geben
- Bei Gleichgewichtsstörungen: Hilfestellung beim Aufstehen, Gehen, Stehen, Treppensteigen, Zubettgehen, An- und Auskleiden
- Hilfe bei der Benutzung der Hilfsmittel
- Bei Einverständnis des Pflegebedürftigen Mitbewohner über Schwerhörigkeit und den Umgang damit informieren
- Information über Hilfsmittel, z. B. Hörgeräte, Lichtsignalgeräte
- Motivation zur Nutzung dieser Hilfsmittel
- Anleitung zur Benutzung der Hilfsmittel
- Angehörige beraten

Sprechen

- Den Pflegebedürftigen motivieren und Erfolge loben
- Auf Erreichtes hinweisen
- Geduld, Ruhe und Aufmerksamkeit im Gespräch
- Sprechfehler nicht belächeln oder kritisieren
- Selbst in kurzen, leicht verständlichen Sätzen sprechen
- Deutlich und langsam sprechen
- Fragen stellen, die mit Ja oder Nein zu beantworten sind
- Informationen dosieren, d.h. nicht zu viele Informationen auf einmal
- Kein schneller Themenwechsel, diesen ankündigen
- Selbstständigkeit fördern
- Nur für den alten Menschen sprechen, wenn dieses unabdingbar ist
- Bei Unklarheit, ob alles richtig verstanden wurde, nachfragen
- Zur Benutzung von Hilfsmitteln, z.B. Schreibblock, motivieren
- Auf nonverbale Kommunikation achten
- Kontakt zu Logopäden organisieren
- Auf gute Pflege und Benutzung der Zahnprothese achten
- Sprechübungen durchführen
- Mitbewohner und Angehörigen mit der Einverständnis des Pflegebedürftigen über dessen Sprech-/Sprachproblem informieren
- Unterbringung möglichst nicht im Einzelzimmer
- Über Möglichkeiten von Selbsthilfegruppen informieren

Sehen

- Mit Pflegebedürftigen über Sehschwäche reden und Möglichkeiten der Kompensation aufzeigen
- Pflegebedürftigen direkt und mit Namen ansprechen
- Den eigenen Namen bei der Begrüßung sagen
- Tätigkeiten ankündigen
- Gegenstände ertasten lassen
- Beim Weggehen sich verabschieden und sagen, wo Pflegebedürftiger sich gerade befindet
- Kontakte zu Mitbewohnern initiieren
- Orientierungstraining: Begleitung beim Abgehen unbekannter Räumlichkeiten, bei Bedarf auch in bekannten Räumen
- Pflegebedürftigen Zeit zum Orientieren geben: Entfernung in Schritten, Erkennen/Ertasten von Gegenständen im Raum
- Räume so gestalten, dass sich Pflegebedürftiger zurecht findet
- Räume hindernisarm gestalten
- In bekannten Räumen: fragen, ob Pflegebedürftiger Unterstützung bei der Orientierung benötigt, sonst Selbstständigkeit fördern
- Nähere Umgebung und Wege kennzeichnen, z.B. durch Bänder, Glöckchen, Windspiele
- Weg zur Toilette, Papierhaltung, Spülung, Notruf und Waschbecken erklären und ertasten lassen
- Nichts in der Umgebung verändern, ohne den Pflegebedürftigen zu informieren
- Sturzprophylaxe (☞ 10.3)

- Sicherheit gewährleisten
  - Darauf achten, dass Sehhilfen greifbar, intakt und sauber sind
  - Sicherheit im Umfeld: keine Stolperfallen, keine Gegenstände auf Boden liegen lassen
  - Türen entweder ganz offen oder ganz geschlossen lassen
  - Regelmäßige Augenarztuntersuchungen initiieren
  - Information beim Eintritt ins und beim Verlassen des Zimmers
  - Fremde Personen sich vorstellen lassen
  - Rufsysteme einsatzbereit halten und griffbereit legen
  - Keine zerbrechlichen Gegenstände in der Umgebung des Pflegebedürftigen aufstellen
- Körperpflege und Kleidung
  - Anordnung der Waschutensilien am Waschbecken erläutern und ertasten lassen, diese gleich belassen
  - Kleidungsstücke mit Merkzeichen „vorne/hinten“ versehen
  - Unterstützung bei der Körperpflege je nach Bedarf
- Essen und Trinken
  - Vor dem Essen informieren, was es gibt und evtl. riechen lassen
  - Stets gleiche Anordnung von Besteck, Teller, Glas und diese ertasten lassen
  - Gläser und Tassen nur $^3/_4$ füllen
  - Evtl. aus Flasche oder Schnabeltasse trinken lassen
  - Evtl. rutschfesten Teller mit hohem Rand geben
  - Fleisch bei Bedarf schneiden
  - Teller als Uhr vorstellen lassen und beschreiben, wo sich die Speisen befinden, z. B. 6:00 Uhr Fleisch, 9:00 Uhr Kartoffeln, 3:00 Uhr Gemüse
  - Ermutigen, Essen auch mit dem Zeigefinger der anderen Hand auf Gabel oder Löffel zu schieben
  - Hilfestellung geben
- Beschäftigen
  - Spaziergänge mit Kontaktpersonen zu Duftecken, Springbrunnen, in die freie Natur
  - Andere Sinne schulen, z. B. auf Geräusche, Gerüche, Beschaffenheit von Dingen hinweisen
  - Spezielle Spiele, Großdruckbücher oder Hörbücher anbieten
  - Andere Sinneseindrücke verstärken, z. B. Hören und Tasten
- Menschen in der sozialen Umgebung mit Einverständnis des Pflegebedürftigen über dessen Seheinschränkungen informieren
- Über Hilfsmittel informieren
- Über Erkrankungen und Zusammenhänge bezüglich einer Sehschädigung aufklären, z. B. bei Diabetes mellitus
- Über therapeutische Hilfen informieren, z. B. Musiktherapie, Ergotherapie

Tasten und Berühren

- Alle Verrichtungen von der Seite des wahrnehmungsbeeinträchtigten Körperteils aus vornehmen
- Wohnraumgestaltung entsprechend der Beeinträchtigung zusammen mit dem Pflegebedürftigen

- Hilfestellungen bei Lebensaktivitäten, die durch gestörtes Tastempfinden eingeschränkt sind
- Vor Gefahren schützen, z. B. vor heißen Getränken, heißem Wasser
- Bei Störungen des Tastsinns, nach ärztlicher Anordnung: durchblutungsfördernde Maßnahmen, z. B.
  - Kneipp-Anwendungen mit wechselweise warmem und kaltem Wasser
  - Waschungen
  - Einreibungen mit durchblutungsfördernden Salben, z. B. Rosmarin
  - Massagen, Fangopackungen
  - Mobilisation
- Aufmerksamkeit anderer Sinne fördern
- Taktile Stimulation, z. B. durch
  - Selbstmassage
  - Basale Stimulation
  - Snoezelen (☞ 9.3)
  - Tastübungen, z. B. mit Kirschkernsäckchen oder Igelbällen
- Pflegebedürftigen beraten und informieren, z. B. über Gefahr von Verletzungen und den Schutz davor
- Bei Schmerzen und Missempfindungen über Möglichkeiten zur Linderung beraten
- Zur selbstständigen Lebensführung beraten und anleiten
- Information über Selbsthilfegruppen und weitere Hilfsmöglichkeiten

Pflegebedürftigen mit eingeschränktem Temperaturempfinden keine Eisauflagen und keine Wärmflaschen geben!

Riechen und Schmecken

- Essensvorlieben erfragen und Wünsche erfüllen
- Mahlzeiten dekorieren und anrichten
- Hochkalorische Zusatznahrung anbieten
- Regelmäßig Gewichtskontrolle durchführen
- Bei der Zahn- und Mundpflege unterstützen
- Training des Geschmacks- und Geruchssinns durch Übungen, z. B.
  - Lebensmittel riechen lassen
  - Duftstoffe, z. B. Parfüm, Cremes
  - Aromatherapie
  - Snoezelen (☞ 9.3)
- Pflegebedürftigen über Ursache und Folgen des beeinträchtigten Geruchs- und Geschmackssinnes informieren
- Da Süßes oft besser geschmeckt wird als Saures bevorzugen viele alte Menschen süße Speisen. Beratung hinsichtlich einer ausgeglichenen Ernährung.
- Über Folgen des Rauchens informieren

2.4 Pflegeevaluation

Hören

- Benutzt der Pflegebedürftige das Hörgerät selbstständig?
- Hat der Pflegebedürftige soziale Kontakte?
- Geht der Pflegebedürftige mit seiner Schwerhörigkeit offen um

- Nimmt der Bewohner die angebotene Unterstützung an?
- Bleibt er selbstständig?
- Kann der Pflegebedürftige sich beschäftigen?

Sprechen

- Wie reagiert der Pflegebedürftige auf Ansprache?
- Wie kann sich der Pflegebedürftige äußern?
- Hat der Pflegebedürftige soziale Kontakte?
- Kann er die Hilfsmittel gut nutzen?

Sehen

- Fühlt sich der Pflegebedürftige wohl?
- Kann sich der Pflegebedürftige in den Räumlichkeiten orientieren?
- Bewegt er sich in seiner Umgebung sicher?
- Kann der Pflegebedürftige sich entsprechend seiner Interessen beschäftigen?
- Kommuniziert er mit anderen und hat soziale Kontakte?

Tasten und Berühren

- Ist die Haut des Pflegebedürftigen frei von Verletzungen und Veränderungen?
- Hat der Pflegebedürftige Schmerzen oder Missempfindungen?
- Kennt der Pflegebedürftige Möglichkeiten der Stimulation und wendet diese an?
- Kennt der Pflegebedürftige Maßnahmen gegen Schmerzen und Missempfindungen und wendet diese an?
- Kann der Pflegebedürftige sein Leben weitestgehend selbstständig gestalten?

Riechen und Schmecken

- Isst der Pflegebedürftige regelmäßig und ausreichend?
- Hält der Pflegebedürftige sein Gewicht?
- Schmecken ihm die Mahlzeiten?
- Kann er das Zusammensein mit anderen beim Essen genießen?
- Weiß er über die Auswirkungen des Rauchens auf den Geruchs- und Geschmackssinn bescheid?

2.5 Formulierungshilfen für die Pflegedokumentation

Hören

Pflegebedürftiger
- kann jetzt selbstständig mit Hörgerät umgehen
- akzeptiert sein Hörgerät
- kommt weiterhin nicht mit dem Hörgerät und dessen Einstellung zurecht. Braucht hier noch Unterstützung.
- ist sehr traurig und wütend über das immer schlechter werdende Hörvermögen
- hat viele Kontakte zu anderen Bewohnern

Sprechen

Pflegebedürftiger
- braucht viel Zeit, um etwas auszusprechen
- fühlt sich mit dem Sprechen sehr unter Druck gesetzt
- hatte heute starke Wortfindungsstörungen
- ist heute sehr zufrieden, da er sich gut ausdrücken konnte

Sehen

Pflegebedürftiger
- spricht offen über seine Seheinschränkungen
- benutzt Hilfsmittel selbstständig
- kommt mit Kontaktlinsen noch nicht zurecht, bitte nochmals helfen
- findet sich in seiner Umgebung trotz Seheinschränkung zurecht
- hat Kontakt zu anderen Bewohnern
- nimmt am sozialen Leben der Einrichtung teil
- wurde über Zusammenhänge zwischen Diabetes und Seheinschränkungen informiert

Tasten und Berühren

Pflegebedürftiger
- hat normales Warm-/Kaltempfinden
- gibt Schmerzen beim Berühren der Haut an
- hat sich heute an einer Reißzwecke am Finger verletzt
- ist mit dem Schienbein gegen den Stuhl gestoßen, ohne dass er etwas gemerkt hat. Erst als Blut zu sehen war, wurde ihm die Verletzung bewusst.
- empfindet die Kneipp-Anwendungen als sehr angenehm

Riechen und Schmecken

Pflegebedürftiger
- hat gesunden Appetit und sagt, dass ihm das Essen schmecke
- hat im Vergleich zu letztem Monat 1,5 Kilogramm abgenommen. Ihm wurden Energydrinks angeboten. Die mit Schokogeschmack schmecken ihm am besten.
- raucht trotz Beratung weiter und sagt dann, dass ihm beim Essen überhaupt nichts schmecke. Habe ihn nochmals auf den Zusammenhang zwischen Rauchen und Geschmacksbeeinträchtigungen hingewiesen.

Weiterführende Literatur

Bienstein, Christel/Andreas Fröhlich: Basale Stimulation in der Pflege – Die Grundlagen. Kallmeyersche Verlagsbuchhandlung, Seelze, 2003.

Buchholz, Thomas/Schürenberg, Ansgar: Lebensbegleitung alter Menschen. Basale Stimulation in der Pflege alter Menschen. Hans Huber, Bern, 2004.

Grond, Erich: Die Pflege verwirrter alter Menschen. Lambertus Verlag, Freiburg, 2003.

Neulist, Annette/Moll, Wolfgang: Die Jugend alter Menschen. Gesprächsanregungen für die Altenpflege. Elsevier, München, 2005.

Nydahl, Peter/Bartoszek, Gabriele: Basale Stimulation. Neue Wege in der Pflege Schwerstkranker. Elsevier, München, 2003.

Sachweh, Svenja: Noch ein Löffelchen. Effektive Kommunikation in der Altenpflege. Hans Huber Verlag, Bern, 2005.

Sacks, Oliver: Der Mann, der seine Frau mit einem Hut verwechselte. Rowohlt Taschenbuch Verlag, Reinbek, 1990.

Schnelle, Petra: Zurück zur Sprache – zurück ins Leben. Bildgestützte Kommunikation und Sprachtherapie bei Aphasie. Elsevier, München, 2000.

3 Vitale Funktionen des Lebens sichern

Zu den vitalen Funktionen des Lebens zählen die Regulierung von Atmung, Herz-Kreislauf-System (Blutdruck, Puls), Blutzucker sowie die Regulierung der Körpertemperatur. Diese Funktionen sind unentbehrlich für den Erhalt des menschlichen Körpers. Akute, massive Störungen in diesem Bereich können lebensbedrohlich sein.

Die für die vitalen Lebensfunktionen verantwortlichen Organe unterliegen einem physiologischen Alterungsprozess. Durch die Umstellung des Hormonsystems, die Veränderung von Stoffwechselprozessen und durch die Rückbildung von Organen und Geweben nimmt die Leistungsfähigkeit des Menschen im Alter ab. Biologische und biochemische Prozesse werden langsamer. Auf diese Alterungsvorgänge kann sich der Körper in gewissem Maße einstellen: Die Veränderungen werden kompensiert, z. B. indem sich der Mensch langsamer bewegt. Kommen zu den normalen Alterungsvorgängen jedoch zusätzliche Faktoren, z. B. eine Erkrankung, hinzu, so kann die Reaktionsfähigkeit des Menschen eingeschränkt sein.

Die Lebensverhältnisse und der Lebensstil eines Menschen haben unmittelbaren Einfluss auf dessen Alterungsprozess und die Entstehung von Krankheiten. So haben Raucher ein höheres Risiko für Lungen- und Herz-Kreislauf-Erkrankungen. Auch Menschen mit Übergewicht erkranken häufiger. Den eigenen Lebensstil zu ändern ist jedoch meist schwer. Das Rauchen beispielsweise hat neben den krankheitserregenden Nachteilen auch Wirkungen, die der Raucher als angenehm empfindet, z. B. Entspannung oder Zur-Ruhe-Kommen. Zur Änderung von Lebensgewohnheiten sollte nicht gedrängt werden. Die eigene Auffassung von einem gesunden Leben sollte dem Pflegebedürftigen nicht übergestülpt werden. Trotzdem spielt die Beratung von Pflegebedürftigen eine wichtige Rolle in der Pflege. Die Pflegenden erklären die positiven und negativen Wirkungen der Lebensgewohnheiten und bieten Alternativen an.

Herz-Kreislauf-Erkrankungen, z. B. Herzinsuffizienz und Angina pectoris, zählen zu den häufigsten Erkrankungen im Alter. Weitere Erkrankungen, die auf die vitalen Funktionen des Lebens Einfluss haben, sind Lungenerkrankungen, z. B. chronisch-obstruktive Lungenerkrankung und Asthma bronchiale, aber auch Diabetes mellitus.

Die Aufgaben der Pflegenden in der AEDL „Vitale Funktionen des Lebens sichern“ sind:

- Vitalzeichen beobachten, prüfen, dokumentieren
- Den Pflegebedürftigen informieren und beraten
- Den Pflegebedürftigen zu Übungen anleiten, z. B. zu Atemübungen (☞ 3.3)
- Ressourcen des Pflegebedürftigen erkennen und nutzen
- Mit Hausärzten, Krankengymnasten usw. zusammenarbeiten

3.1 Anamnese

Kranken-/Pflegeberichte

Herz und Kreislauf

- Medizinische Diagnosen oder Symptome, die Einfluss auf Herz und Kreislauf haben?
  - Herzinsuffizienz (eingeschränkte Herzleistung)?
  - Angina pectoris („Brustenge“, „Herzenge“)?
  - Herzschrittmacher?
  - Zustand nach Herzinfarkt?
  - Hypertonie (Bluthochdruck)?
  - Krebserkrankung?
  - Arterielle (periphere) Durchblutungsstörung?
  - Thrombose?
  - Zustand nach Lungenembolie?
  - Sonstige?
- Medizinische Therapien, die Herz und Kreislauf beeinflussen können?
  - Medikamente gegen hohen Blutdruck (Antihypertonika)?
  - Medikamente zur Kräftigung des Herzens, z. B. Digitalis?
  - Medikamente zur Entwässerung (Diuretika)?
  - Bettruhe?
  - Sonstige?
- Weitere mögliche Einflussfaktoren auf die Funktion von Herz und Kreislauf?
  - Bettlägerigkeit?
  - Frühere berufliche Belastung mit Giftstoffen?
  - Allergien?
  - Rauchen?
  - Alkoholabhängigkeit?
  - Übergewicht?
  - Sonstige?

Atmung

- Erkrankungen, die Einfluss auf die Atmung haben?
  - Chronisch-obstruktive Lungenerkrankung?
  - Asthma bronchiale?
  - Lungenemphysem (Überblähung der Lunge)?
  - Pneumonie (Lungenentzündung)?
  - Lungenkrebs?
  - Zustand nach Lungenembolie?
  - Sonstige?
- Medizinische Therapien, die die Atmung beeinflussen können?
  - Bettruhe?
  - Inhalationen?
  - Medikamente?
  - Tracheostoma?
  - Sonstige?
- Weitere mögliche Einflussfaktoren auf die Atmung?
  - Bettlägerigkeit?
  - Frühere berufliche Belastung mit Giftstoffen?
  - Allergien?
  - Rauchen?
  - Übergewicht?
  - Sonstige?

Temperatur

- Erkrankungen, die Einfluss auf die Temperaturregulation haben?

  - Infekte, z. B. Zystitis (Harnwegsinfekt), Pneumonie (Lungenentzündung)?
  - Hirntumore oder -metastasen mit zentralem Fieber?
  - Sonstige?

Blutzucker

- Erkrankungen, die Einfluss auf die Blutzuckerregulation haben?
  - Diabetes mellitus?
- Medizinische Therapien, die die Blutzuckerregulation beeinflussen können?
  - Medikamente zur Blutzuckereinstellung (orale Antidiabetika) oder Insulin?
  - Kortisonpräparate?
  - Sonstige?

Fragen an den Pflegebedürftigen bzw. die Angehörigen

Herz und Kreislauf

- Haben Sie Herz- oder Kreislauferkrankungen?
  - Welche?
  - Seit wann?
- Haben Sie Herz- oder Kreislaufbeschwerden?
  - Welche?
  - Seit wann?
- Haben Sie Schmerzen im Brustkorb, z. B. Druck- oder Beklemmungsgefühle?
  - In welchen Situationen haben Sie diese Beschwerden: In Ruhe? Bei Anstrengung?
  - Strahlt der Schmerz aus?
- Haben Sie Probleme beim Laufen?
  - Wie sehen diese Probleme aus?
  - Seit wann haben Sie diese Probleme?
  - Wie weit können Sie ohne Probleme laufen?
- Sind Sie durch die Beschwerden in Ihrem Leben eingeschränkt?
- Müssen Sie nachts häufig zur Toilette?
- Sind Ihre Unterschenkel oder Fußknöchel angeschwollen oder fühlen sie sich schwer an?
- Haben Sie das Gefühl, Ihr Herz schlägt unregelmäßig?
- Wird Ihnen beim Aufstehen schwindlig oder schwarz vor Augen?
- Wie helfen Sie sich bei den oben genannten Beschwerden?
- Nehmen Sie an Sport- oder Gymnastikrunden teil?

Atmung

- Haben Sie eine Erkrankung, die die Atmung beeinflusst?
- Haben Sie Probleme beim Atmen?
- Leiden Sie unter Atemnot?
- In welchen Situationen leiden Sie unter Atemnot?
  - In Ruhe?
  - Bei Belastung, z. B. beim Treppensteigen?
  - Bei Aufregung?

- Haben Sie Husten?
  - Seit wann besteht der Husten?
  - Handelt es sich um einen Reizhusten?
  - Haben Sie Auswurf beim Husten?
  - Wie sieht der Auswurf aus, z. B. blutig oder eitrig?
- Sind Ihnen Atemgeräusche aufgefallen, z. B. Ziehen oder Pfeifen?
- Haben Sie Schmerzen beim Atmen?
- Wie läuft ein Anfall von Atemnot bei Ihnen ab?
  - Spielen Angst und Anspannung eine Rolle?
  - Was tun Sie gegen die Atemnot?
- Sind Sie auf Sauerstoff angewiesen?
  - Brauchen Sie den Sauerstoff nur manchmal oder immer?
  - Haben Sie ein Heimgerät und können Sie dieses selbst bedienen?
- Waren Sie in Ihrer beruflichen Tätigkeit Giftstoffen oder einer starken Staubbelastung ausgesetzt?
- Sind bei Ihnen Allergien bekannt?
  - Welche Allergien?
  - Reagieren Sie auf diese Stoffe mit Atemnot?
- Rauchen Sie?
  - Seit wann?
  - Wie viele Zigaretten pro Tag?
- Haben Sie früher geraucht?
  - Wann haben Sie damit aufgehört?
  - Wie lange haben Sie geraucht?
- Wie helfen Sie sich bei Atembeschwerden?

Temperatur

- Frieren Sie oft oder schwitzen Sie?
- Bekommen Sie schnell Fieber?
- Was tun Sie, wenn Sie frieren, schwitzen oder Fieber haben?

Blutzucker

- Ist bei Ihnen Diabetes bekannt?
  - Seit wann?
- Wie viele Broteinheiten (BE) oder Kilokalorien (kcal) sollen Sie laut Arzt täglich zu sich nehmen?
- Nehmen Sie Medikamente gegen Diabetes?
  - Welche Medikamente nehmen Sie ein?
  - Wann nehmen Sie die Medikamente ein?
- Spritzen Sie Insulin?
  - Welches Insulin?
  - Wie oft spitzen Sie?
  - Wie viele Einheiten spritzen Sie?
  - Spritzen Sie selbst?
- Kontrollieren Sie selbst den Blutzucker?
- Wie sind im Allgemeinen Ihre Blutzuckerwerte?
- Kommt es vor, dass Ihr Blutzucker entgleist?
  - Wie oft?
  - Ist er dann zu hoch oder zu niedrig?
- Was tun Sie, wenn ihr Blutzucker entgleist?

Beobachtungen

Herz und Kreislauf

Beobachten und Beurteilen von
- Blutdruck
- Puls

- Ödemen (Wasseransammlung im Gewebe)
- Belastungsfähigkeit

Atmung

Beobachten und Beurteilen von
- Atemfrequenz
- Atemtiefe
- Atmung in Ruhe und bei Belastung
- Husten
- Auswurf
- Atemnot
- Schmerzen beim Atmen

Temperatur

Beobachten und Beurteilen von
- Temperatur
- Temperaturempfinden
- Schwitzen

Blutzucker

Beobachten und Beurteilen von
- Blutzucker
- Anzeichen von Unter- und Überzuckerung
- Bewusstsein
- Schwitzen

3.2 Pflegeziele

Herz und Kreislauf

Pflegebedürftiger
- fühlt sich wohl
- erfährt Erleichterung bei Beschwerden
- erfährt angemessene Unterstützung und akzeptiert diese
- ist soweit wie möglich selbstständig und mobil
- plant seinen Alltag nach seinen Möglichkeiten
- nimmt nicht an Gewicht durch Ödeme (Wasseransammlung im Gewebe) zu
- erleidet keine weiteren Komplikationen
- hält Empfehlungen zu Diät, Medikation und Aktivität ein
- ist über Risikofaktoren informiert

Atmung

Pflegebedürftiger
- atmet regelmäßig und ruhig
- hat freie Atemwege
- kann bei Sekretbildung effektiv abhusten
- kennt Techniken zum Abhusten und wendet diese an
- fühlt sich wohl
- führt seine täglichen Verrichtungen entsprechend seiner Möglichkeiten und Leistungsfähigkeit durch
- erleidet keine weiteren Komplikationen, z.B. Lungenentzündung
- vermeidet Risikofaktoren
- weiß sich bei Atemnot zu helfen
- ist über Risikofaktoren informiert

Temperatur

Pflegebedürftiger
- hat angenehmes Temperaturempfinden: kein Frieren, kein Schwitzen
- hat trockene und warme Haut
- hat normale Körpertemperatur

Blutzucker

Pflegebedürftiger
- hat gut eingestellten Blutzucker (☞ 3.6)
- kommt mit Blutzuckermessung und Insulinspritzen zurecht
- weiß orale Antidiabetika einzunehmen
- weiß über Ernährung Bescheid
- weiß über Folgeschäden bei Diabetes und über deren Vermeidung Bescheid
- kennt Symptome der Hypoglykämie (Unterzuckerung) und Hyperglykämie (Überzuckerung) und weiß darauf zu reagieren
- erleidet keine Folgeschäden

3.3 Pflegeplanung

Herz und Kreislauf

- Hilfestellung bei Einschränkungen aufgrund der Erkrankung, z.B.
  - beim Aufstehen
  - bei der Körperpflege
  - beim An- und Auskleiden
  - beim Essen und Trinken
- Bei Bettlägerigkeit Prophylaxen
- Regelmäßige Gewichtskontrolle zur Kontrolle von Wassereinlagerungen (mit Datum dokumentieren)
- Flüssigkeitsprotokoll führen (☞ 6.6)

- Blutdruck- und Pulskontrolle (mit Datum und Zeitangabe dokumentieren)
- Entlastende Lagerungen
  - Bei Atemnot: Oberkörperhochlagerung
- Hilfsmittel, z. B. Rollator, und Lagerungshilfen anbieten
- Medikamente richten und auf Einnahme achten
- Auf Wirkungen und Nebenwirkungen der Medikamente achten (dokumentieren)
- Den Pflegebedürften über Maßnahmen informieren und bei Bedarf beraten

Atmung

- Beobachtung von Atmung und Auswurf
- Hilfestellung bei Einschränkungen, z. B.
  - beim Aufstehen
  - bei der Körperpflege
  - beim An- und Auskleiden
  - beim Essen und Trinken

Akute Atemnot
- Beim Pflegebedürftigen bleiben
- Frischluftzufuhr
- Oberkörperhochlagerung
- Beengende Kleidung öffnen
- Ärztliche Hilfe anfordern, dessen Verordnungen ausführen

- Den Pflegebedürftigen über Maßnahmen informieren und bei Bedarf beraten

Pneumonieprophylaxe

Pflegeanamnese
- Auf mögliche Ursachen einer Pneumonie achten (☞ 3.1)
- Regelmäßige Kontrolle der Atmung (☞ 3.1)

Pflegeziele
- Pflegebedürftiger atmet ungehindert
- Eine Pneumonie ist vermieden
- Pflegebedürftiger weiß über Prophylaxen Bescheid und arbeitet mit

Pflegeplanung
- Atemfördernde Gerüche und Aromen in Absprache mit dem Pflegebedürftigen anwenden
- Atemunterstützende Lagerungen:
  - Oberkörperhochlagerung zum leichteren Atmen: Kopfteil ca. 30° hochstellen, „Knickstelle“ ist die Hüfte, da sonst Beeinträchtigung der Atmung; evtl. Knierolle zur Entspannung der Bauchmuskulatur, Hoch- und Weitlagerung der Arme unterstützt Lungenbelüftung
  - Halbmondlage zur besseren Belüftung der oberen Lungenabschnitte: Streckung und sichelförmige Lagerung einer Körperseite in Rückenlage; abwechselnd rechte und linke Seite mehrmals täglich für 5–15 Min. dehnen

- A-Lagerung zur besseren Belüftung der oberen Lungenabschnitte: zwei Kissen (40 × 80 cm) zu Schiffchen formen, Pflegebedürftigen aufsitzen lassen und Kissen a-förmig hinter ihn legen; Spitzen der Kissen überlappen unter den Schulterblättern, Pflegebedürftiger legt sich zurück und erhält Kissen für den Kopf, 3 × täglich für 10–20 Min. anwenden
- V-Lagerung zur besseren Belüftung der unteren Lungenabschnitte: zwei Kissen (40 × 80 cm) zu Schiffchen formen, Pflegebedürftigen aufsitzen lassen und Kissen v-förmig hinter ihn legen; Spitzen der Kissen überlappen unter dem Steiß, Pflegebedürftiger legt sich zurück und erhält Kissen für den Kopf, 3 × täglich für 10–20 Min. anwenden
- T-Lagerung zur besseren Belüftung der unteren, mittleren und oberen Lungenabschnitte: Pflegebedürftiger setzt sich auf; ein Kissen (40 × 80 cm) längs unter die Wirbelsäule des Pflegebedürftigen legen, zweites Kissen (40 × 80 cm) quer über das Längskissen in Höhe der Schulterblätter legen, Pflegebedürftiger legt sich zurück und erhält Kissen für den Kopf; da ungewohnte Lage: bei Pflegebedürftigem bleiben, Atmung kontrollieren
- 30°- und 90°-Seitenlage zur besseren Belüftung der freiliegenden Brustkorbseite: Lagerung des Pflegebedürftigen auf die Seite, 90°-Lagerung bei dekubitusgefährdeten Pflegebedürftigen nur für ca. 30 Min. durchführen, eher die 30°-Seitenlage anwenden

- Atemstimulierende Einreibungen:
  - Pflegebedürftiger sitzt auf Bettkante, Hocker oder Stuhl, bettlägerige Personen liegen in 90°-Seitenlage
  - Pflegende trägt Wasser-in-Öl-Lotion auf ihre Handflächen auf
  - Aufbringen der Lotion auf den Rücken des Pflegebedürftigen (von Nacken bis Steiß)
  - Lotion mit beiden Händen kreisförmig verreiben, an den Schultern beginnen
  - Kreisbewegungen im Takt des Atemrhythmus
  - Bei Einatmung mit etwas Druck nach unten gleiten
  - Bei Ausatmung mit etwas Druck kreisförmig nach oben gleiten
  - Bis zum unteren Ende des Rückens, erneut an den Schultern beginnen
  - 5–8 mal wiederholen
- Atemübungen:
  - Tiefes Ein- und Ausatmen: tief durch Nase einatmen, kurz Luft anhalten, tief durch zusammengepresste Lippen ausatmen
  - Ausatmen gegen Widerstand: Plastikbeutel/Papiertüte aufpusten lassen, Tischtennisball über die Decke oder den Tisch pusten lassen, Wegpusten von leichten Gegenständen wie Feder, Wattebausch, Tischtennisball oder Luftballon; Atemtrainer, z. B. Tri-flow-meter, Totraumvergrößerer/Giebelrohr

> Pflegebedürftige mit Lungenemphysem nicht gegen einen Widerstand pusten lassen!

- Flüssigkeitszufuhr nach Plan, schleimlösende Tees anbieten
- Raumluft befeuchten
- Beim Abhusten unterstützen: anleiten, Nierenschale oder Tücher bereitstellen
- Spaziergänge an frischer Luft anbieten
- Nach Arztanordnung: Medikamentengabe, Sauerstoffgabe, Inhalation, Absaugen

Temperatur

- Bei Unterkühlung:
  - Warmes Bett bzw. warm zudecken
  - Vitalzeichen überwachen
  - Warme Getränke anbieten (nur wenn Pflegebedürftiger bei vollem Bewusstsein ist)

> **Bei starker Unterkühlung**
> - Den Pflegebedürftigen nur auf ärztliche Anordnung bewegen
> - Von zentral nach peripher erwärmen
> - Bei Bewusstlosigkeit Notarzt verständigen

- Bei Fieber allgemein:
  - Temperatur messen (mit Datum und Uhrzeit dokumentieren)
  - Viel Flüssigkeit anbieten
  - Leicht verdauliche, fettarme und eiweißreiche Speisen
- Pflege je nach Fieberphase:
  - Stadium 1 (Fieberanstieg): Fenster schließen, evtl. Zimmertemperatur auf etwa 22 °C erhöhen, Bett anwärmen
  - Stadium 2 (höchster Fieberstand): Entfernen der Wärmespender, Vitalzeichen kontrollieren, kühlende (aber keine eiskalten!) Getränke anbieten, fiebersenkende Waschungen, Hautpflege und Intertrigoprophylaxe (☞ 7.3), Zimmertemperatur auf 17 bis 19 °C senken, leichte Kleidung und leichte Decke, Wadenwickel bei heißen Waden nach ärztlicher Anordnung, auf Durchblutung der Beine achten
  - Stadium 3 (Fieberabfall): Vitalzeichen kontrollieren, Getränke anbieten, Ganz- oder Teilwaschungen, bei Bedarf Kleidung und Bettwäsche wechseln
  - Stadium 4 (Erholung): Ruhephasen ermöglichen, Vitalzeichen kontrollieren, bei Bedürfnissen unterstützen, langsam mobilisieren, Flüssigkeitshaushalt ausgleichen
- Bei Kälteempfinden:
  - Entsprechende Kleidung bereitlegen, beim Anziehen helfen
  - Weitere Decke anbieten
  - Wärmflasche anbieten: nur zur Hälfte mit Wasser füllen, restliche Luft durch Knicken entfernen, auf Dichtigkeit prüfen, mit Bezug dem Pflegebedürftigen anbieten

> Keine Wärmflasche bei Sensibilitätsstörungen, Bewusstlosigkeit oder Durchblutungsstörungen!

  - Heizkissen und -decken nie unbeaufsichtigt lassen, Vorsicht bei Inkontinenz und anderer Nässe → Gefahr von Schwelbrand
  - Bäder zur besseren Hautdurchblutung: Teil- oder Ganzbäder, evtl. mit Zusätzen, z. B. Rosmarin, Eukalyptus, Fichtennadel, Wassertemperatur 36 bis 38 °C
- Bei Wärmeempfinden:
  - Entsprechende Kleidung bereitlegen, Hilfe beim An- bzw. Ausziehen
  - Leichter Überzug statt Zudecke
  - Kalte Waschungen anbieten
  - Kühlen Waschlappen auf Stirn legen
  - Kalte Getränke anbieten
- Den Pflegebedürftigen über Maßnahmen informieren und bei Bedarf beraten

Blutzucker

- Regelmäßige Kontrolle des Blutzuckers
- Auf Entgleisungen des Blutzuckers achten:
  - Unruhe
  - Kaltschweißigkeit → Gefahr der Hypoglykämie (Unterzuckerung)
- Bei Hypoglykämie (Unterzuckerung):
  - Regelmäßig Blutzucker messen
  - Obst, Spätmahlzeit oder Traubenzucker geben
  - Blutdruck, Puls, Atmung, Temperatur und Bewusstsein kontrollieren
- Bei Hyperglykämie (Überzuckerung):
  - Regelmäßig Blutzucker messen
  - Schnell wirksames Insulin nach Schema oder nach Arztanordnung spritzen
- Medikamentengabe:
  - Medikamente richten und auf Einnahme achten

> Blutzuckermedikamente müssen 30 Min. vor der Mahlzeit genommen werden!

- Insulingabe:
  - Rechtzeitig vor der Mahlzeit
  - Zur Selbstinjektion anleiten
  - Injektionsdosierung erklären
- Ernährung:
  - Auf regelmäßige Mahlzeiten und Zwischenmahlzeiten achten
  - Verordnete BE bzw. kcal einhalten
  - Leicht resorbierbare Kohlenhydrate (Zucker) vermeiden
  - Bei Bedarf mit Zuckerersatzstoffen (Zyklamat, Saccharin) süßen
  - Zuckeraustauschstoffe (Fruktose, Sorbit) auf die Kohlenhydratmenge anrechnen
  - Gesättigte tierische Fettsäuren, z. B. Butter, durch ungesättigte pflanzliche Fettsäuren, z. B. Olivenöl, ersetzen
  - Ballaststoffreiche Lebensmittel bevorzugen
  - Wirkung von Alkohol beachten: Gefahr der Unterzuckerung (Hypoglykämie) 4–6 Stunden nach Alkoholzufuhr

- Hautbeobachtung:
  - Verletzungen dokumentieren
  - Haut sauber und geschmeidig halten
  - Wunden behandeln, bei Bedarf Arzt hinzuziehen
  - Hautausschläge beobachten
  - Regelmäßige Haarpflege
- Verletzungen vermeiden:
  - Bei Bedarf Dekubitusprophylaxe (☞ 4.3)
  - Einengende Schuhe vermeiden
  - Wärmflaschen nur mit Textilbezug verwenden (☞ S. 40)
  - Bettsocken anziehen
  - Auf richtige Wassertemperatur (36–38 °C) beim Waschen, Duschen und Baden achten
- Fußpflege:
  - Nur von ausgebildeten Fußpflegern
  - Füße täglich mit lauwarmem Wasser und neutraler Seife waschen
  - Fußbad nicht länger als 5 Min.
  - Füße gut trocknen, besonders Zehenzwischenräume
  - Zehennägel gerade schneiden
  - Nagelpfalz nicht einschneiden
  - Keine scharfen Gegenstände für die Reinigung der Zehen benutzen
  - Füße (auch Fußsohlen) und Zehenzwischenräume täglich kontrollieren
  - Hühneraugen nur vom Spezialisten abtragen lassen
  - Schuhe auf Steine, durchstechende Nägel, Unebenheiten kontrollieren
- Vermeidung von Infektionen:
  - Kleidung entsprechend der Witterung
  - Hilfe und Anleitung bei Inkontinenz (☞ 6.3)
  - Intertrigoprophylaxe (☞ 7.3)
  - Verletzungen vermeiden
- Aktivitäten:
  - Viel Bewegung im Freien
  - Regelmäßige körperliche Belastung, z. B. Tanzen, Spazierengehen
  - Geregelter Tagesablauf mit Ruhezeiten
  - Hobbys fördern
- Auf Komplikationen achten:
  - Füße: Verletzungen, Gefahr eines diabetischen Gangräns
  - Durchblutungsstörungen am Bein
  - Sehstörungen
  - Verwirrtheit
  - Infekte
  - Bei Auftreten von Komplikationen: Arzt informieren
- Den Pflegebedürftigen über Maßnahmen informieren und beraten

3.4 Pflegeevaluation

Herz und Kreislauf

- Fühlt sich der Pflegebedürftige wohl?
- Empfindet er Erleichterung bei seinen Beschwerden?
- Sind Blutdruck und Puls im Normbereich?
- Nimmt der Pflegebedürftige die angebotene Unterstützung an?
- Ist die Selbstständigkeit des Pflegebedürftigen erhalten bzw. wird sie gefördert?
- Ist der Pflegebedürftige frei von Ödemen?
- Konnten Komplikationen vermieden werden?

- Ist der Pflegebedürftige über Ursachen, Folgen und Konsequenzen seiner Herz-Kreislaufprobleme informiert?

Atmung

- Fühlt sich der Pflegebedürftige wohl?
- Atmet er ruhig und regelmäßig?
- Hat er eine normale, rosige Gesichtsfarbe?
- Kann der Pflegebedürftige abhusten und verringert sich die Auswurfmenge?
- Konnten Komplikationen vermieden werden?
- Ist der Pflegebedürftige über Ursachen, Folgen und Konsequenzen seiner Atemprobleme informiert?

Temperatur

- Hat der Pflegebedürftige ein angenehmes Temperaturempfinden?
- Liegt seine Temperatur im Normbereich?
- Trinkt der Pflegebedürftige ausreichend?
- Weiß sich der Pflegebedürftige bei Temperaturschwankungen zu helfen, z.B. mittels Kleidung?

Blutzucker

- Liegt der Blutzucker des Pflegebedürftigen im Normbereich?
- Kennt der Pflegebedürftige die angeordnete Diät und hält sich an diese?
- Konnten Komplikationen vermieden werden?
- Ist der Pflegebedürftige über Ursachen, Folgen und Konsequenzen eines zu hohen oder zu niedrigen Blutzuckers informiert?

3.5 Formulierungshilfen für die Pflegedokumentation

Herz und Kreislauf

Pflegebedürftiger

- ist kreislaufstabil
- toleriert Mobilisation vom Kreislauf her sehr gut
- klagt über Schwindel beim Aufstehen
- hat im Vergleich zu gestern weniger/mehr Wasser eingelagert
- klagt über schwere Beine
- gab Schmerzen im Brustbereich an
- klagt über Herzstolpern/Herzrasen

Atmung

Pflegebedürftiger

- atmet ruhig und regelmäßig
- ist zyanotisch (Lippen, Fingernägel, Füße)
- kann ohne Probleme Treppen steigen
- hustet gut ab
- hustet immer noch, vor allem nachts
- empfindet atemstimulierende Einreibungen mit Fichtennadelöl als angenehm
- führt Atemübungen mit Wattebausch regelmäßig durch
- toleriert Inhalationen mit Kochsalz nicht
- gibt Schmerzen beim Einatmen/Ausatmen an
- hatte wieder akute Atemnot. War sehr aufgeregt. Nach Sauerstoffgabe deutlich besser
- raucht wieder

Temperatur

Pflegebedürftiger

- hat normales Warm-/Kaltempfinden
- hat sehr gefroren. Eine zusätzliche Decke/eine Wärmflasche/eine Heizdecke haben ihm geholfen.
- hatte heute hohes Fieber: 39 °C
- schwitzt sehr stark: Kleidung und Bettwäsche wurden mehrmals gewechselt
- gab an, dass ihm die kalten Waschungen gut getan haben

Nach angeordneten Wadenwickeln ist das Fieber gesunken.

Blutzucker

Pflegebedürftiger

- hat normale Blutzuckerwerte
- hält sich an seine Diät
- war heute Morgen unterzuckert: 45 mg/dl. Dieses äußerte sich durch starkes Schwitzen und Unruhe.
- hat heute Süßigkeiten gegessen: Blutzucker war bei 312 mg/dl
- bekam zusätzlich Altinsulin

Nach Essen eines Apfels war Blutzucker wieder normal.

Weiterführende Literatur

Sittler, Engelbert/Marianne Kruft (Hrsg.): Handbuch Altenpflege. Elsevier, München, 2004.

Checklisten Pflegeplanung. Elsevier, München, 2006.

Ehrmann, Marlies/Ingrid Völkel: Pflegediagnosen in der Altenpflege. Elsevier, München, 2004.

Menker, Kerstin/Christina Waterboer (Hrsg.): Altenpflege konkret: Pflegetheorie und -praxis. Elsevier, München, 2006.

Seifert, Michael: Pflege von Diabetespatienten. Kohlhammer, Stuttgart, 2001.

3.6 Normwerte für Vitalzeichen

Abweichungen	Vorkommen	Achtung/Vorsicht/Gefahr!
Blutdruck Erwachsener: 120/80 mm Hg, älterer Mensch: 140/90 mmHg		
Hypertonie = systolisch > 140 mmHg, diastolisch > 90 mmHg	• Primär (= essentiell): Hypertonie als Primärerkrankung • Sekundär: Hypertonie als Folge anderer Erkrankungen, z. B. Nierenerkrankung, Herz-Kreislauf-Erkrankung oder als medikamentöse Nebenwirkung	Hypertensive Krise = krisenhafter Blutdruckanstieg auf über 200/120 mmHg mit Herzbeschwerden und/oder neurologischen Beschwerden. Maßnahmen: • Notarzt benachrichtigen • Blutdruck, Puls und Bewusstsein engmaschig überwachen • Medikamentengabe nach Arztanordnung
Hypotonie = systolisch < 100 mmHg, diastolisch < 60 mmHg	• Physiologisch Symptomatisch, z. B. bei Herzinsuffizienz, Herzinfarkt, Fieber Orthostatisch (bei Wechsel vom Liegen zum Stehen)	Akuter Kollaps/Schock = Abfall des Blutdrucks, evtl. mit Bewusstlosigkeit Maßnahmen: • Bei vorhandenem Bewusstsein und vorhandener Atmung: Beine hochlagern (nicht bei Herzinsuffizienz!) • Bei Bewusstlosigkeit und vorhandener Atmung: stabile Seitenlage • Bei Bewusstlosigkeit und fehlender Atmung: Wiederbelebungsmaßnahmen

Abweichungen	Vorkommen	Achtung/Vorsicht/Gefahr!
Puls = Schläge des Herzens/Min.; an Arterien, z. B. am Handgelenk messen; Erwachsener: 50–90 Schläge/Min. in Ruhe		
Tachykardie = Puls > 100 Schläge/Min.	• Physiologisch: z. B. körperliche Anstrengungen, Aufregung • Pathologisch: z. B. Fieber, Blutverlust, Stoffwechselstörungen	Ventrikuläre Tachykardie (von der Herzkammer ausgehend) Paroxysmale Tachykardie (anfallsartig, 150–220 Schläge/Min.) Maßnahmen: • Notarzt benachrichtigen
Bradykardie = Puls < 60 Schläge/Min.	• Physiologisch: z. B. Schlaf, tiefe Entspannung, Leistungssportler • Pathologisch: z. B. Überleitungsstörungen des Herzens, Stoffwechselstörungen	Bei nicht bekannter Bradykardie Arzt informieren
Arrhythmien	• Herzerkrankungen • Elektrolytverschiebungen • Hormonstörungen	Bei nicht bekannter Arrhythmie Arzt informieren
Atemfrequenz = Anzahl Atemzüge/Min. in Ruhe Erwachsener: 16–20 Atemzüge/Min. in Ruhe		
Tachypnoe = beschleunigte Atmung (> 20 Atemzüge/Min.)	• Physiologisch: körperliche Anstrengung, Angst, Erregung • Pathologisch: Schmerzen, Fieber, Blutarmut (Anämie)	Kann Symptom eines Schocks sein (Maßnahmen ☞ Hypotonie)
Bradypnoe = verlangsamte Atmung (< 12 Atemzüge/Min.)	• Physiologisch: Schlaf, tiefe Entspannung • Pathologisch: Vergiftungen, Gehirnerkrankungen, Stoffwechselerkrankungen	Bei plötzlich auftretender Bradypnoe mit Bewusstseinsstörungen: Notarzt informieren

Abweichungen	Vorkommen	Achtung/Vorsicht/Gefahr!
Apnoe	• Verlegung der Atemwege • Lähmung des Atemzentrums • Lähmung der Atemmuskulatur	Lebensgefahr: sofortige Wiederbelebungsmaßnahmen
Atemintensität passt sich dem Sauerstoffbedarf des Körpers an		
Hyperventilation	• Psychisch: Angst, Erregung; Maßnahme: in Plastiktüte atmen lassen • Symptomatisch bei anderen Krankheiten, z. B. Stoffwechselstörungen, Herz- und Lungenerkrankungen, Fieber	
Hypoventilation	• Schonatmung bei Schmerzen • Störung des Atemzentrums, der Atemmuskulatur, der Atemwege bzw. der Lunge • Allgemeine Schwäche durch Erkrankung, hohes Alter	
Atemrhythmus = regelmäßig, etwa gleich tiefe Atemzüge, Ausatmung dauert etwa doppelt so lang wie Einatmung		
Kussmaul-Atmung = regelmäßige, aber stark vertiefte Atmung	Stoffwechselbedingt, z. B. Diabetisches Koma, Nierenversagen	Maßnahme: • Blutzuckermessung • Vitalzeichenkontrolle • Bewusstseinskontrolle • Arzt informieren

Abweichungen	Vorkommen	Achtung/Vorsicht/Gefahr!
Cheyne-Stokes-Atmung	• Schädigung des Atemzentrums • Herzerkrankungen mit verlangsamtem Blutfluss • Vergiftungen • Bei sehr alten Menschen im Schlaf	
Schnappatmung = einzelne schnappende Atemzüge mit langen Pausen dazwischen	• Schwere Schädigung des Atemzentrums • Kurz vor dem Tod	Bei plötzlicher, unvorhergesehener Verschlechterung Arzt, ggf. Notarzt informieren
Biot-Atmung	Bei Hirndrucksteigerung, z. B. nach Hirnhautentzündung (Meningitis) oder nach Schädel-Hirn-Trauma	
Atemgeräusche		
Schnarchen	• Häufig bei Übergewichtigen • Behinderte Nasenatmung, z. B. durch Schnupfen	
Stridor = pfeifendes, zischendes Atemgeräusch	• Bei Einatmung (inspiratorischer Stridor): verengte oder durch Schleim/Fremdkörper verlegte Atemwege • Bei Ausatmung (exspiratorischer Stridor): verengte Bronchien, z. B. durch Asthma bronchiale, chronisch-obstruktive Lungenerkrankung	Fremdkörper oder Schleim durch Absaugen entfernen Wenn Spray angeordnet, dieses verabreichen

Abweichungen	Vorkommen	Achtung/Vorsicht/Gefahr!
Rasselgeräusche	• Trockene Rasselgeräusche bei Asthma bronchiale • Feuchte Rasselgeräusche bei Lungenentzündung (Pneumonie)	Brodelnde Rasselgeräusche bei Lungenödem; auch ohne Abhören zu hören, Maßnahmen: Arzt benachrichtigen, Oberkörper hoch lagern, Beine tief, Sauerstoff geben
Schluckauf	• Spontan • Nervenreizung • Gehirnentzündungen und -verletzungen	
Atemgeruch		
Übler Mundgeruch	• Mangelnde Mundhygiene • Erkrankung der Mundhöhle, Karies	
Azetongeruch	• Diabetisches Koma • Lang andauernder Hunger • Maßnahme: Blutzucker messen!	Gefahr: Coma diabeticum (☞ Hyperglykämie)
Ammoniakgeruch	• Lebererkrankungen	
Lebergeruch	• Zerfall von Lebergewebe	
Fäulnisgeruch = jauchig, stinkender Geruch	• Zerfall von Lungengewebe, z. B. Lungenkrebs	
Eitergeruch	• Eitrige Atemwegserkrankungen, z. B. eitrige Bronchitis, Pneumonie	
Urinöser Geruch	• Endstadium des Nierenversagens	

Abweichungen	Vorkommen	Achtung/Vorsicht/Gefahr!
Temperatur 36,5 bis 37,4 °C		
Untertemperatur (Hypothermie) = Temperatur < 36,3 °C	• Unangemessene Kleidung • Langer Aufenthalt im Freien, z. B. nach Sturz, bei Verwirrten, nach Alkoholgenuss • Mangelhafte Anpassung der Körpertemperatur an Außentemperatur, z. B. durch nachlassende Regulationsmechanismen im Alter, gestörtes Temperaturempfinden (z. B. bei M. Parkinson, Apoplexie, Diabetes mellitus), Schädigung des Wärmeregulationszentrums (z. B. bei Hirntumoren) • Stoffwechselstörungen, z. B. Unterernährung, Kachexie, Schilddrüsenunterfunktion, Beruhigungsmittel, körperliche Inaktivität, Bewusstlosigkeit • Durchblutungsstörungen	Temperaturen < 29 °C sind lebensbedrohlich!
Leichtes Fieber = 38,1 bis 38,5 °C Mäßiges Fieber = 38,6 bis 39,0 °C	• Infekte, z. B. Harnwegsinfekte, Lungenentzündungen (Pneumonie)	Gefahr: Bei Temperatur = 42,6 °C gerinnt das körpereigene Eiweiß: Tod!
Hohes Fieber = 39,1 bis 39,9 °C Sehr hohes Fieber = 40,0 bis 42,0 °C	☞ leichtes Fieber	☞ leichtes Fieber

Abweichungen	Vorkommen	Achtung/Vorsicht/Gefahr!
Blutzucker Nüchtern: 3,9–6,1 mmol/l (70–110 mg/dl) Nach dem Essen: < 8,9 mmol/l (< 160 mg/dl)		
Hypoglykämie = BZ < 2,8 mmol/l bzw. 50 mg/dl	Diabetes mellitus • Zu hohe Insulindosierung • Zu wenig gegessen	Gefahr: Hypoglykämischer Schock; Symptome: • Kaltschweißigkeit • Tachykardie • Unruhe • Seh- und Sprachstörungen • Konzentrationsstörungen • Bewusstseinsstörungen bis hin zum Koma Maßnahme: Glukosegabe
Hyperglykämie = BZ > 6,7 mmol/l bzw. 120 mg/dl nüchtern	Diabetes mellitus • Zu niedrige Insulindosierung • Nicht an Diät gehalten	Gefahr: Coma diabeticum; Symptome: • Azetongeruch der Atmung • Kussmaul-Atmung (☞ oben) • Durst • Übelkeit, Erbrechen • Bewusstseinsstörungen Maßnahme: Insulingabe (BZ soll max. um 100 mg/dl pro Stunde gesenkt werden, sonst Gefahr eines Hirnödems)

4 Sich bewegen

Ohne Bewegung kein Leben. Die Fähigkeit zur Bewegung ist elementare Voraussetzung für menschliche Prozesse und Funktionen. Bewegung spielt sich im Kleinen ab, z. B. bei der Zellteilung, beim Lidschlag des Auges ohne den Sehen nicht möglich wäre, bei den Schwingungen von Hammer, Amboss und Steigbügel als Bedingung für das Hören. Bewusst ist uns Bewegung v. a. als Ausführungen des Bewegungsapparates, zu dem Knochen, Sehnen und Muskeln gehören.

Sich bewegen wird im Alltag häufig mit Mobilität gleich gesetzt. Mobilität ist die Fähigkeit, die durch Bewegung erreicht wird und damit die Voraussetzung für den Kontakt zur Außenwelt. Einschränkungen in der Bewegungsfähigkeit führen allerdings nicht automatisch zu Einschränkungen der Mobilität. So können Rollstuhlfahrer trotz ihrer Bewegungseinschränkung mobil und selbstständig sein.

Im Alter kann aufgrund von physiologischen Alterungsprozessen und von Krankheiten die Fähigkeit zur Bewegung abnehmen. Auch psychische Faktoren spielen hierbei eine Rolle, z. B. Trauer, Hoffnungslosigkeit, Depressionen. Mit Immobilität geht eine Reihe von Folgen einher, die den ganzen Menschen betreffen:

- Folgen für das Herz-/Kreislaufsystem
  - Abnahme der Herzbelastung
  - Erhöhung des Risikos für orthostatische Dysregulationen
  - Erhöhtes Thromboserisiko
- Folgen für die Atmung
  - Verminderung von Atemtiefe und Atemfrequenz
  - Alveolärer Gasaustausch nimmt ab
  - Sekretabtransport wird erschwert
- Folgen für den Magen-Darm-Trakt
  - Verminderter Appetit
  - Neigung zu Verstopfung
- Folgen für den Bewegungsapparat
  - Gefahr der Muskelatrophie
  - Abnahme der Beweglichkeit der Gelenke
  - Knochenmineralbestand nimmt ab
- Folgen für den Stoffwechsel
  - Erhöhtes Risiko für Elektrolytstörungen
  - Abnahme der Leistungsfähigkeit des Stoffwechsels
- Folgen für die Haut
  - Erhöhtes Risiko für Verletzungen und Dekubiti
- Folgen für das allgemeine Befinden
  - Abnahme der Schlafqualität
  - Abnahme von Vitalität und Selbstvertrauen
  - Weniger soziale Kontakte
  - Erhöhte Depressionsneigung

Die aufgezählten Folgen der Immobilität zeigen die Wichtigkeit, Bewegung und Beweglichkeit im Alter zu erhalten. Pflegende unterstützen dieses durch eine aktivierende Pflege. Häufig sehen Pflegebedürftige allerdings keinen Sinn mehr im Bemühen der sie Pflegenden zur Mobilisation. Pflegende können dadurch in ein Dilemma geraten: auf der einen Seite das Wissen um die Wichtigkeit von Bewegung und Mobilität, auf der anderen Seite das Respektieren der Wünsche, der Vorstellungen und der Autonomie des Pflegebedürftigen. Hier bedarf es Fingerspitzengefühl und Empathie.

Die Aufgaben der Pflegenden in der AEDL „Bewegen“ sind:

- Beobachtung der Bewegung der Pflegebedürftigen
- Unterstützung bei der Mobilität
- Anleitung zu Übungen
- Wiederherstellen von Beweglichkeit

4.1 Anamnese

Kranken-/Pflegeberichte

- Krankheiten des Bewegungsapparates?
  - Arthrose?
  - Chronische Polyarthritis?
  - Arthritis?
  - Künstliche, implantierte Gelenke, z.B. Hüft- oder Kniegelenk?
  - Muskelatrophie (Muskelschwund)?
  - Sonstige?
- Weitere Einschränkungen des Bewegungsapparates durch
  - Kontrakturen?
  - Frakturen?
  - Spastiken?
  - Ruhigstellung von Körperteilen, z.B. durch Gipsverband?
  - Amputationen?
  - Lähmungen?
  - Gicht?
  - Sonstige?
- Krankheiten des Nervensystems, der Psyche oder des Bewusstseins?
  - Hemiparese/-plegie (Halbseitenlähmung)?
  - Morbus Parkinson?
  - Multiple Sklerose?
  - Depressionen?
  - Angsterkrankung?
  - Demenz?
  - Morbus Alzheimer?
  - Bewusstseinseinschränkungen?
  - Apallisches Syndrom?
  - Sonstige?
- Erkrankungen des Herz-, Kreislauf- oder Atemsystems?
  - Herzinsuffizienz?
  - Asthma bronchiale?
  - COPD?
  - Chronische periphere Durchblutungsstörungen?
  - Chronische venöse Insuffizienz?
  - Sonstige?
- Einschränkungen bei den Sinnesorganen, die eine gefahrlose Bewegung verhindern?
  - Seheinschränkungen?
  - Sonstige?
- Sonstige Ursachen für Bewegungseinschränkungen?
  - Chronische oder akute Schmerzen?
  - Osteoporose?
  - Verordnete Bettruhe, z.B. bei Wirbelfrakturen?
  - Fieber?
  - Körperliche Schwäche, z.B. bei fortgeschrittener Krebserkrankung?
  - Anämie (Blutarmut)?
  - Mangelernährung?
  - Flüssigkeitsmangel?
  - Soziale Isolation?
  - Unbewältigte Trauer?
  - Sinnkrise?
  - Sonstige?
- Medikamente, die die Motorik beeinflussen?
  - Tranquilizer?
  - Neuroleptika?
  - Antidepressiva?
  - Sonstige?

Fragen an den Pflegebedürftigen bzw. die Angehörigen

- Haben Sie Einschränkungen beim Gehen?
- Warum können Sie sich nicht mehr so bewegen wie früher?
- Wie können Sie sich noch bewegen?
- Benötigen Sie Hilfsmittel zum Fortbewegen?
  - Welche? Gehstock? Rollator? Gehhilfen? Rollstuhl? Brille?
  - Kommen Sie mit diesen zurecht?
- Brauchen Sie morgens eine gewisse Anlaufzeit, um in Bewegung zu kommen?
- Haben Sie Schmerzen, die Sie in Ihrer Beweglichkeit einschränken?
- Reichen die Schmerzmittel, die Sie bekommen, aus?
- Fühlen Sie sich durch schlechtes Sehen unsicher beim Gehen?
- Können Sie alleine
  - aufstehen?
  - sich im Bett drehen?
  - zur Toilette gehen?
- Welche Aktivitäten können Sie noch alleine durchführen?
- Haben oder hatten Sie schon einmal einen Dekubitus?
- Sind Sie schon einmal gestürzt?
- Haben Sie beim Aufstehen/beim Gehen Angst hinzufallen?
- Hatten Sie in Ihrem Leben Freude an der Bewegung?

Beobachtungen

Beobachten und Beurteilen von

- Schmerzäußerungen oder -anzeichen, z. B. Schonhaltung, Hinken
- Bewegungen
- Bewegungsabläufen
- Fähigkeit zum selbstständigen Lagewechsel
- Kraft
- Beweglichkeit der Gelenke
- Gefühlen, Stimmungen beim Bewegen, z. B. Freude, Wut
- Atem bei der Bewegung
- Gesichtsfarbe bei Anstrengung
- Bewusstsein

4.2 Pflegeziele

Pflegebedürftiger
- fühlt sich in seiner Einschränkung akzeptiert und angenommen
- äußert Schmerzerleichterung und Muskelentspannung
- entwickelt keine Folgeerkrankungen und Komplikationen
- erhält seine vorhandene Beweglichkeit
- arbeitet an einer Verbesserung der Beweglichkeit mit
- führt selbstständig Bewegungsübungen durch
- kann
  - sich drehen
  - sich aufsetzen
  - Transfer zum Stuhl
  - Toilettengang

  selbstständig ausführen
- benutzt die Hilfsmittel selbstständig und korrekt
- wird mehrmals täglich mobilisiert
- nimmt die Mahlzeiten außerhalb des Bettes ein
- unternimmt täglich kurze Spaziergänge
- nimmt an sozialen Aktivitäten teil
- äußert, dass er sich sicher fühlt
- ist über Möglichkeiten zur Mitarbeit informiert
- plant seinen Alltag nach seinen Möglichkeiten
- kennt die Faktoren, die zu einer Hautschädigung führen können
- arbeitet im Rahmen seiner Möglichkeiten aktiv an der Dekubitusprophylaxe mit

Gefährdete Körperregionen sind konsequent druckentlastet.
Gelenke sind frei und in physiologischer Stellung gelagert.
Haut ist intakt.

4.3 Pflegeplanung

- Haltevorrichtungen in der Badewanne, an der Dusche und an der Toilette
- Installierter Stuhl in der Toilette
- Badewannensitz
- Toilette mit erhöhtem Sitz und Armgriffen
- Sessel und Stühle mit integrierter Aufstehhilfe
- Passende Seh- und Hörhilfen
- Hilfen für das Anziehen, z. B. Knöpfhilfen, Strumpfanzieher
- Transport- und Transferhilfen, z. B.
  - Hebe- und Tragelifter
  - Aufrichtlifter
  - Drehscheibe
  - Rutschbrett
  - Gleitmatte
- Passende Gehhilfe oder Rollstuhl verwenden
- Rat von Fachleuten einholen, z. B. von Krankengymnasten, Ärzten, Mitarbeiter von Sanitätsfachgeschäften
- Umgang mit Gehhilfe zeigen und üben lassen

Pflege bei Amputationen
- Haut um den Stumpf täglich gründlich mit milder Seife waschen, am besten abends
- Um Aufquellen der Haut zu vermeiden auf Vollbäder verzichten

- Hautcreme nur bei trockener Haut und nur abends verwenden
- Kein Puder verwenden, da dieses die Hautporen verstopft
- Haut häufig der Sonne und der Luft aussetzen → Abhärtung
- Haut unter der Prothese mit Stumpfstrumpf oder Trikotschlauch schützen
- Hilfe bei Anlegen der Prothese
- Pflegebedürftigen bei Anlegen der Prothese anlernen
- Beim Aufstehen, Gehen und Hinsetzen unterstützen
- Auf psychische Belange des Pflegebedürftigen eingehen
- Evtl. Kontaktvermittlung zur Seelsorge oder Selbsthilfegruppen

Pflege bei Immobilität

- In allen Bereichen: aktivierende Hilfe → Hilfe zur Selbsthilfe, Stärkung der Selbstpflegefähigkeiten
- Individuelle, liebevolle Gestaltung der Umgebung durch
  - Farben: Farbanstrich der Wände, farbige Gardinen, Teppiche, Bettwäsche
  - Aufhängen von Bildern
  - Fotos auf Nachttisch oder an der Wand
  - Gegenstände, die dem Pflegebedürftigen etwas bedeuten
  - Aufstellen des Pflegebettes, so dass Pflegebedürftiger aus Fenster schauen kann oder die Tür im Blick hat
  - Radio, Fernseher, Telefon → Kontakt zur Außenwelt
- Bei Halbseitenlähmung: Einrichtung des Zimmers so, dass der Pflegebedürftige alles über die gelähmte Seite sehen und greifen kann

> Bei Halbseitenlähmung im Unterschied zu allen anderen Gegenständen: Glocke auf nichtgelähmte Seite hängen, damit Pflegebedürftiger im Notfall schnell an diese herankommt!

- Beschäftigung anbieten
  - Individuelle Therapien, z.B. Ergotherapie, Biografiearbeit
  - Angehörige einbeziehen

Kontrakturenprophylaxe

Pflegeanamnese

- Regelmäßige, gezielte Beobachtung der Gelenkbeweglichkeit
  - Schmerzen bei Bewegung?
  - Sind die Bewegungsabläufe harmonisch oder hölzern und steif?
  - Bewegungseinschränkungen?
  - Schonhaltungen?
  - Vermeidung bestimmter Bewegungsabläufe?

Pflegeziele

- Normale Stellung und Beweglichkeit der Gelenke aufrechterhalten
- Normale Stellung und Beweglichkeit der Gelenke wiederherstellen
- Bewegungseinschränkungen vorbeugen

Pflegeplanung

Lagern

- Bei Bettlägerigkeit aller zwei Stunden Lagewechsel
- Gelenke abwechselnd in Streck-, Mittel- und Beugestellung lagern
- Wenn Beuge- und Strecklagerung nicht möglich ist oder nicht toleriert wird: Gelenke in physiologischer Mittelstellung lagern
  - Rückenlagerung, Kopf in Mitte und auf Kissen
  - Oberarme ca. 30° abspreizen
  - Unterarme im Winkel von ca. 100°, leicht erhöht
  - Hände einwärts drehen
  - Finger in Schalenstellung, Daumen in Opposition
  - Hüftgelenke gerade
  - Kniegelenke gerade, ohne Kissen
  - Fußspitzen zeigen zur Zimmerdecke, weiches Kissen gegen Fußsohle
- Spitzfußprophylaxe
  - Weiche Fußstütze gegen Fußsohlen, Fußspitzen zeigen zur Zimmerdecke
  - Bettbogen verwenden oder Bettdecke über erhöhtes Bettfußteil legen
  - Fersen frei lagern
  - Bewegungsübungen: bei angehobenem Unterschenkel Fuß in Richtung Schienbein drücken
  - Bei Halbseitenlähmung: zur Spitzfußprophylaxe kein Druck gegen Fußsohle, da sonst Förderung einer Spastik!

Bewegungsübungen

- Pflegebedürftigen auffordern, regelmäßig Gelenke zu bewegen
- Wenn die Bewegung selbstständig nicht möglich ist: passive Bewegungsübungen mindestens zweimal am Tag, diese dokumentieren
- Während der Grundpflege

Pflegeevaluation

- Gelenkbeweglichkeit beurteilen
- Schmerzen des Pflegebedürftigen erfassen
- Körperhaltung überprüfen
- Mitarbeit und Verständnis des Pflegebedürftigen einschätzen

Dekubitusprophylaxe

Pflegeanamnese

- Bei Aufnahme und dann regelmäßig: Dekubitusgefährdung einschätzen durch Bradenskala (☞ 4.7)
- Regelmäßige Kontrolle der Haut
- Fingertest: bei Hautrötung mit einem Finger Druck auf jeweilige Stelle ausüben, wenn Rötung bestehen bleibt: Dekubitus Grad I
- Bei vorliegendem Dekubitus: Meldung an Arzt, Behandlung nach ärztlicher Anordnung

Pflegeziele

- Haut ist intakt
- Druckgeschwüre sind vermieden
- Pflegebedürftiger weiß über Maßnahmen zur Prophylaxe Bescheid und akzeptiert diese

Pflegeplanung

- Grundsätzlich: lückenlose Dokumentation der Pflegeplanung/-therapie
- Lagewechsel individuell, mindestens aber aller 2 Stunden durchführen
- Bei Bedarf spezielle Lagerungen:
  - Weich- oder Superweichlagerung durch Spezialmatratzen
  - Hohllagerung gefährdeter Körperstellen durch Lagerungshilfsmittel
- Pflegebedürftigen zu Bewegungen ermuntern und anregen
- Mobilisation
- Bewegungsübungen
- Regelmäßige Hautbeobachtung
- Hautpflege: Schutz vor Nässe und Austrocknung durch W/O-Produkte
- Auf ausreichende Flüssigkeitszufuhr achten, mindestens 1,5l
- Eiweiß + vitaminreiche Ernährung

Pflegeevaluation

- Hautzustand beurteilen
- Mitarbeit und Verständnis des Pflegebedürftigen einschätzen

4.4 Pflegeevaluation

- Sind die Bewegungsmöglichkeiten des Pflegebedürftigen erhalten?
- Erweitert der Pflegebedürftige seinen Bewegungsradius?
- Kommt der Pflegebedürftige mit den Hilfsmitteln, z. B. Rollator, Rollstuhl zurecht?
- Fühlt er sich bei der Mobilisation sicher?
- Gibt der Pflegebedürftige Schmerzen bei Bewegung an?
- Sind die Gelenke beweglich?
- Wie ist der Gang/die Haltung/die Muskelkraft des Pflegebedürftigen?
- Ist der Pflegebedürftige bereit und motiviert, bei der Mobilisation mitzumachen?
- Wie ist der Hautzustand, besonders an den dekubitusgefährdeten Hautstellen?
- Nimmt der Bewohner die angebotene Unterstützung an?
- Bleibt er selbstständig?

4.5 Formulierungshilfen für die Pflegedokumentation

Pflegebedürftiger

- hat Freude an der Mobilisation
- kann jetzt bereits den ganzen Gang mit Rollator allein laufen
- gibt Schmerzen beim Aufstehen an. Bitte mindestens eine halbe Stunde vor Mobilisation Schmerzmedikamente geben.
- verweigerte heute das Aufstehen. Habe ihn mehrmals ruhig darauf angesprochen und über die Gefahren des ständigen Im-Bett-Liegens aufgeklärt. Bitte im Spätdienst nochmals versuchen zu motivieren.
- hat Hautrötung am Steiß ca. 2 cm × 2 cm. Fingertest ergab, dass noch keine Hautschädigung vorliegt. Lagerungsplan angelegt.

Weiterführende Literatur

Asmussen, Maren: Praxisbuch Kinaesthetics. Erfahrungen zur individuellen Bewegungsunterstützung auf Basis der Kinästhetik. Elsevier, München, 2006.

Biewald, Frauke (Hrsg): Das Bobath-Konzept. Wurzeln, Entwicklung, neue Aspekte. Elsevier, München, 2003.

Hatch, Frank/Maietta, Lenny/Schmitt, Suzanne: Kinästhetik. Elsevier, München, 2002.

Runge, Martin/Rehfeld, Gisela: Mobil bleiben – Pflege bei Gehstörungen und Sturzgefahr. Schlütersche Verlagsanstalt, Hannover, 2000.

Urbas, Lothar: Die Pflege eines Menschen mit Hemiplegie nach dem Bobath-Konzept. Thieme, Stuttgart, 1996.

Zedlitz-Herpertz, Silke von: Aktivierende Förderung mit älteren Menschen. Ernst-Reinhardt-Verlag, München, 2004.

4.6 Instrumente

Braden-Skala

Braden-Skala zur Ermittlung des Dekubitusrisikos				
Zu vergebende Punkte	**1**	**2**	**3**	**4**
Sensorische Wahrnehmung Fähigkeit, lagebedingte wie künstliche Reize wahrzunehmen und adäquat zu reagieren	**Vollständig ausgefallen** • Keine Reaktion auf Schmerzreize (auch kein Stöhnen, Zucken, Greifen) auf Grund verminderter (nervaler) Wahrnehmungsfähigkeit bis hin zur Bewusstlosigkeit oder Sedierung, oder • Missempfinden/Schmerzen werden über den größten Körperanteil nicht wahrgenommen	**Stark eingeschränkt** • Reaktion nur auf starke Schmerzreize, Missempfindungen können nur über Stöhnen oder Unruhe mitgeteilt werden oder • Sensorisches Empfinden stark herabgesetzt. Missempfindungen/Schmerzen werden über die Hälfte des Körpers nicht wahrgenommen	**Geringfügig eingeschränkt** • Reaktion auf Ansprechen; Missempfindungen bzw. das Bedürfnis nach Lagerungswechsel können nicht immer vermittelt werden oder • Sensorisches Empfinden teilweise herabgesetzt. Missempfindungen/Schmerzen werden in ein oder zwei Extremitäten nicht wahrgenommen	**Nicht eingeschränkt** • Reaktion auf Ansprechen, Missempfindungen/Schmerzen werden wahrgenommen und können benannt werden
Feuchtigkeit Ausmaß, in dem die Haut Feuchtigkeit ausgesetzt ist	**Ständig feucht** • Haut ist ständig feucht durch Schweiß, Urin usw. • Nässe wird bei jedem Bewegen festgestellt	**Oft feucht** Haut ist oft, aber nicht ständig feucht, Wäsche muss mindestens einmal pro Schicht gewechselt werden	**Manchmal feucht** Haut ist hin und wieder feucht, Wäsche muss zusätzlich einmal täglich gewechselt werden	**Selten feucht** Haut ist normalerweise trocken, Wäschewechsel nur routinemäßig

Braden-Skala zur Ermittlung des Dekubitusrisikos

Zu vergebende Punkte	1	2	3	4
Aktivität Grad der körperlichen Aktivität	**Bettlägerig** • Bett kann nicht verlassen werden	**An Stuhl/Rollstuhl gebunden** Gehfähigkeit stark eingeschränkt oder nicht vorhanden Kann sich selbst nicht aufrecht halten und/oder braucht Unterstützung beim Hinsetzen	**Gehen** Geht mehrmals am Tag, aber nur kurze Strecken, teils mit, teils ohne Hilfe. Verbringt die meiste Zeit im Bett/Lehnstuhl/Rollstuhl	**Regelmäßiges Gehen** Verlässt das Zimmer mindestens zweimal am Tag Geht tagsüber im Zimmer etwa alle zwei Stunden auf und ab
Mobilität Fähigkeit, die Körperposition zu halten und zu verändern	**Vollständige Immobilität** • Selbst geringste Lageänderung des Körpers oder von Extremitäten wird nicht ohne Hilfe durchgeführt	**Stark eingeschränkt** • Lageänderung des Körpers oder von Extremitäten wird hin und wieder selbstständig durchgeführt, aber nicht regelmäßig	**Geringfügig eingeschränkt** • Geringfügige Lageänderungen des Körpers oder der Extremitäten werden regelmäßig und selbstständig durchgeführt	**Nicht eingeschränkt** • Lageänderungen werden regelmäßig und ohne Hilfe durchgeführt

Braden-Skala zur Ermittlung des Dekubitusrisikos				
Zu vergebende Punkte	**1**	**2**	**3**	**4**
Allgemeines Ernährungsverhalten	**Schlechte Ernährung** • Isst die Portionen nie auf • Isst selten mehr als ⅓ jeder Mahlzeit • Isst zwei eiweißhaltige Portionen (Fleisch oder Milchprodukte) oder weniger täglich • Trinkt zu wenig • Trinkt keine Nahrungsergänzungskost, oder • Wird per Sonde oder seit mehr als fünf Tagen intravenös ernährt	**Wahrscheinlich unzureichende Ernährung** • Isst selten eine ganze Mahlzeit auf, in der Regel nur die Hälfte • Eiweißzufuhr erfolgt über nur drei Portionen (Milchprodukte, Fleisch) täglich • Hin und wieder wird Ergänzungskost zu sich genommen, oder • Erhält weniger als die erforderliche Menge Flüssigkost bzw. Sondenernährung	**Ausreichende Ernährung** • Isst mehr als die Hälfte der meisten Mahlzeiten, mit insgesamt vier eiweißhaltigen Portionen (Milchprodukte/Fleisch) täglich • Lehnt hin und wieder eine Mahlzeit ab, nimmt aber Ergänzungsnahrung, wenn angeboten an, oder • wird über eine Sonde ernährt und erhält so die meisten erforderlichen Nährstoffe	**Gute Ernährung** • Isst alle Mahlzeiten, weist keine zurück • Nimmt normalerweise vier eiweißhaltige Portionen (Milchprodukte, Fleisch) zu sich, manchmal auch eine Zwischenmahlzeit • Braucht keine Nahrungsergänzungskost

Braden-Skala zur Ermittlung des Dekubitusrisikos				
Zu vergebende Punkte	**1**	**2**	**3**	**4**
Reibungs- und Scherkräfte	**Problem** • Mäßige bis erhebliche Unterstützung bei jedem Positionswechsel erforderlich • (An-)Heben, z. B. auch Richtung Kopfende ist nicht möglich, ohne über die Unterlage zu schleifen • Rutscht im Bett oder Stuhl regelmäßig nach unten und muss wieder in die Ausgangsposition gebracht werden • Spastik, Kontrakturen und Unruhe verursachen fast ständige Reibung	**Potentielles Problem** • Bewegt sich ein wenig und braucht selten Hilfe • Haut scheuert während der Bewegung weniger intensiv auf der Unterlage (kann sich selbst ein wenig anheben) • Verbleibt relativ lange in der optimalen Position im Bett (Sessel/Rollstuhl/Lehnstuhl) • Rutscht nur selten nach unten	**Kein feststellbares Problem** • Bewegt sich unabhängig und ohne Hilfe im Bett und Stuhl • Muskelkraft reicht aus, um sich ohne Reibung anzuheben • Behält optimale Position in Bett oder Stuhl aus eigener Kraft bei	
Gesamtpunktzahl < 18: Dekubitusgefahr				

Plan für Lagewechsel (Bewegungsplan)

Datum	Zeit	Lage	Besonderheiten	Handzeichen

5 Essen und Trinken

Essen und Trinken sind Grundvoraussetzungen für das menschliche Leben. Ohne Zufuhr von Nährstoffen und Wasser können keine physiologischen Prozesse ablaufen. Der Nährstoffbedarf ist abhängig vom Grundumsatz und von der körperlichen Arbeit, die geleistet wird. Er verändert sich im Alter.

Ernährung hat neben der physiologischen Bedeutung allerdings auch weiter reichende Bedeutungsebenen. So sind bei der Beschaffung und Zubereitung von Speisen alle Sinne in uns angesprochen. Beim Essen und Trinken spielt Genuss eine zentrale Rolle. Mahlzeiten haben zudem eine soziale Komponente, schmecken diese doch in Gesellschaft und Gemeinschaft besser als alleine.

Veränderungen des Schmeckens (☞ 2.1) und körperliche und psychische Leiden beeinträchtigen den Appetit alter Menschen. Viele sind es auch nicht gewohnt, ausreichend zu trinken. Im Alter kann ein Flüssigkeitsdefizit gravierende Folgen haben, z. B. Verwirrtheit, Konzentrationsprobleme, Kreislaufprobleme.

Physiologische Veränderungen im Alter und ihre Auswirkungen auf die Ernährung

Organ	Physiologische Veränderung im Alter	Auswirkung auf die Ernährung
Muskelsystem	• Verringerte Muskelmasse • Vermehrte Einlagerung von Fett	• Senkung des Grundumsatzes und des Energiebedarfs • Verringerung der Verzehrmengen
Knochensystem	• Verringerte Knochenmasse • Knorpelabnutzung	• Ausreichende Versorgung mit Kalzium und Vitamin D wichtig
Verdauungssystem	• Verringertes Organgewicht • Atrophie der Schleimhäute • Einlagerung von Bindegewebe • Schmerzhafte Risse in der Mundschleimhaut • Rückbildung des Kiefers	• Vermeidung fettreicher Gerichte • Verringerung der Verzehrmengen • Ausreichende Zufuhr an Obst und Gemüse wichtig • Mehrere kleine Mahlzeiten am Tag

Physiologische Veränderungen im Alter und ihre Auswirkungen auf die Ernährung

Organ	Physiologische Veränderung im Alter	Auswirkung auf die Ernährung
Niere	• Verringertes Organgewicht • Abnahme des funktionsfähigen Gewebes	• Ausreichende Zufuhr von Flüssigkeiten wichtig
Großhirn	• Rückbildung der Hirnzellen • Erweiterung der Zwischenzellräume	• Ausreichend Zufuhr von Flüssigkeiten, Vitaminen und Mineralstoffen wichtig

Im Bereich „Essen und Trinken" sind Aufgaben der Altenpflege:

- Hilfe bei der Auswahl geeigneter Getränke und Speisen
- Anleiten zum selbstständigen Essen
- Zubereiten von Frühstück, Zwischenmahlzeiten und Abendessen
- Hilfe bei der Nahrungsaufnahme durch mundgerechtes Vorbereiten und/oder Anreichen
- Dokumentation der zugeführten Menge an Speisen und Getränke
- Beobachten von Gewicht, BMI (☞ 5.6) und Ernährungszustand
- Bei Magensonde/PEG/PEJ: Gabe von Sondennahrung und Flüssigkeiten über die Sonde
- Information und Beratung des Pflegebedürftigen hinsichtlich einer ausgewogenen Ernährung bzw. Diät

5.1 Anamnese

Kranken- /Pflegeberichte

- Medizinische Diagnosen oder Symptome, die Einfluss auf Essen und Trinken haben?
  - Gastritis?
  - Magenulkus?
  - Zustand nach Magenoperation?
  - Reizmagen?
  - Divertikulose und Divertikulitis?
  - Darmoperationen?
  - Chronische entzündliche Darmerkrankungen (Morbus Crohn, Colitis ulcerosa)?
  - Reizdarm?
  - Gallengangserkrankungen?
  - Lebererkrankungen?
  - Stoffwechselstörungen?
  - Diabetes mellitus?
  - Adipositas?
  - Essstörungen, z. B. Bulimie, Magersucht?
  - Tumorerkrankungen?
  - Tumorbedingte Kachexie?
  - Herzinsuffizienz?
  - Niereninsuffizienz?
  - Psychiatrische Erkrankungen, z. B. Wahnvorstellungen, Angst vor Vergiftung?
  - Demenz?
  - Schluckstörungen, z. B. nach Apoplex, bei Morbus Parkinson, Multipler Sklerose?
  - Sonstige?
- Medizinische Therapien, die die Ernährung beeinflussen?
  - Nahrungskarenz?
  - Zusatznahrung, z. B. Astronautenkost?
  - PEG/PEJ?
  - Magensonde?
  - Sondenkost?, Art?, Menge?
  - Trinkmenge: Mindesttrinkmenge?, Höchsttrinkmenge?
  - Bettruhe?
  - Sonstige?
- Diät?
  - Angabe von Kalorien bzw. Broteinheiten bei Diabetes mellitus?
  - Salzarme Diät bei Hypertonus?
  - Salzarme Diät bei Niereninsuffzienz?
  - Kalorienreduzierte Diät bei Übergewicht?
  - Hochkalorische Kost bei Untergewicht?
  - Zusatzkost, z. B. Energydrinks?
  - Bei liegender Sonde: Art und Menge der Sondenkost? Menge an zusätzlicher Flüssigkeit?
  - Nahrungskarenz?
  - Beschränkung der Flüssigkeitszufuhr?
  - Sonstige?
- Medikamente?
  - Welche?
  - Wann müssen diese eingenommen werden? Vor, während oder nach dem Essen?
  - Nebenwirkungen, z. B. Übelkeit, Durchfall, Appetitstörungen, Mundtrockenheit?
- Gewicht?
- Größe?
- BMI (☞ 5.6)?
- Gewichtsabnahme oder -zunahme in letzter Zeit?

- Unverträglichkeiten oder Allergien gegen bestimmte Nahrungsmittel?
- Verdauungsstörungen?
- Zahn- und Zahnersatzprobleme?
- Mangelndes Durstgefühl?
- Appetitlosigkeit?
- Verstärkter Appetit, Heißhunger?
- Altersbedingte Wahrnehmungsstörungen, eingeschränktes Hunger-/Durstgefühl, Geschmacksbeeinträchtigung?
- Mangelnde Bewegung?
- Soziale Veränderungen, Einsamkeit?
- Isst und trinkt der Pflegebedürftige ausreichend?
- Isst und trinkt er gerne?
- Hat er Schmerzen im Mund, nach dem Essen, bei der Ausscheidung?
- Angst vor den Toilettengang?
- Einschränkungen der Mobilität?
- Bedarf an Ess- und Trinkhilfen?
- Bedarf an Unterstützung bei der Nahrungsaufnahme?
- Bewusstseinsstörungen, Merkfähigkeits- und Orientierungsstörungen?
- Mangelndes Durstgefühl?
- Übermäßige Flüssigkeitsverluste (Dehydratation)?
  - Durchfall?
  - Erbrechen?
  - Starkes Schwitzen?
  - Drainagen?
  - Stoffwechselstörungen?
  - Abführmittel?
- Religion, z. B. Verbot von Schweinefleisch?
- Überzeugungen, z. B. Vegetarier?

Fragen an den Pflegebedürftigen bzw. die Angehörigen

- Können Sie alleine essen und trinken oder benötigen Sie Hilfe?
- Verwenden oder benötigen Sie Hilfsmittel beim Essen und Trinken?
- Brauchen Sie Hilfe beim Essen und Trinken?
- Wer hilft Ihnen?
- Hat diese Person ausreichend Zeit für Sie?
- Können Sie zum Essen
  - an den Tisch?
  - in die Küche?
  - in den Speisesaal?
  - an der Bettkante sitzen?
  - nur im Bett bleiben?
- Wie viel trinken Sie am Tag?
- Wie ist Ihr Durstgefühl?
- Welches sind Ihre Lieblingsgetränke?
- Wie groß sind Sie?
- Wie viel wiegen Sie?
- Wie ist Ihr Appetit?
- Wie viele Mahlzeiten nehmen Sie am Tag ein?
- Was essen Sie am liebsten?
- Nehmen Sie die Mahlzeiten zu festen Zeiten zu sich? Wann?
- Essen Sie auch zwischendurch?
- Sind Sie nach dem Essen satt?
- Haben Sie ständig Hunger?
- Essen Sie vermehrt in Stress- oder Konfliktsituationen?
- Leiden Sie unter Heißhungerattacken?
- Trinken Sie Softdrinks und Alkohol?
- Schmecken die Speisen und Getränke heute anders als früher?

- Haben Sie eine Zahnprothese?
- Sitzt Ihre Prothese gut?
- Wackeln einige Zähne?
- Haben Sie Schmerzen beim Kauen oder beim Schlucken?
- Leiden Sie unter
  - Sodbrennen?
  - Übelkeit?
  - Völlegefühl?
  - Erbrechen?
  - Blähungen?
  - Durchfall?
  - Verstopfung?
- Haben Sie Schluckstörungen
  - bei fester Kost?
  - bei breiiger Kost?
  - bei flüssiger Kost?
  - beim Trinken?
- Müssen Sie mehrmals schlucken um etwas herunter zu bekommen?
- Leiden Sie unter einer entzündeten Mundschleimhaut?
- Bleibt nach den Schlucken Nahrung im Mund zurück?
- Vertragen Sie Nahrungsmittel nicht oder haben Sie gegen diese eine Allergie?
- Gibt es Nahrungsmittel, die Sie aus religiösen oder ethischen Überzeugungen nicht zu sich nehmen?
  - Fleisch?
  - Schweinefleisch?
  - Tierische Produkte?

Beobachtungen

Beobachten und Beurteilen von

- Ernährungszustand
- Kräftezustand
- Haut
- Gewicht
- BMI (☞ 5.6)
- Kognitiver Kompetenz
- Verwirrtheit
- Schluckvorgang
- Appetit

5.2 Pflegeziele

Selbstversorgungsdefizit

Pflegebedürftiger
- isst und trinkt entsprechend seiner Fähigkeiten so weit wie möglich selbstständig
- erhält die für ihn erforderliche Hilfe beim Essen und Trinken
- erhält die benötigten Hilfsmittel zum Essen und Trinken
- erlernt neue Strategien, wie er trotz seiner Hilfsbedürftigkeit beim Essen und Trinken selbst mithelfen kann
- erhält ausreichend Zeit zum Essen und Trinken
- isst trotz einer bestehenden Hilfsbedürftigkeit gemeinsam mit anderen Bewohnern
- erfährt Berücksichtigung seiner Wünsche und Gewohnheiten
- bewahrt Selbstbestimmung und Würde bei der Nahrungsaufnahme

Flüssigkeitsdefizit

Pflegebedürftiger
- nimmt die für ihn erforderliche Flüssigkeitsmenge zu sich
- ist über die Bedeutung einer ausreichenden Flüssigkeitszufuhr informiert
- erfährt Berücksichtigung seiner Wünsche und Vorlieben bezüglich der Getränke
- kann jederzeit Getränke selbst erreichen

Zusätzliche Flüssigkeitsverluste, z. B durch starkes Schwitzen, Erbrechen, Durchfall, werden ausgeglichen

Überernährung

Pflegebedürftiger
- ist über die erforderliche Gewichtsreduktion und die Maßnahmen dafür informiert und weiß, wie wichtig das für ihn ist
- kennt die Ursachen und Folgen der Überernährung
- bewegt sich ausreichend
- kann die Mahlzeiten genießen
- äußert Zufriedenheit hinsichtlich seiner Ernährung
- hat über Selbsthilfegruppen Kontakte zu andere übergewichtigen Menschen

Das Gewicht des Pflegebedürftigen ist im Normbereich.

Unterernährung

Pflegebedürftiger
- nimmt an Gewicht zu
- ist über die Bedeutung einer Gewichtszunahme informiert
- nimmt für ihn ausreichende Menge an Nahrung zu sich
- hat einen angemessenen Ernährungs- und Kräftezustand
- äußert Zufriedenheit hinsichtlich der Ernährung
- kann das Essen genießen

Schluckstörungen

Pflegebedürftiger
- nimmt trotz der Schluckstörungen ausreichend Flüssigkeit und Nahrung auf

- hat ausreichend Zeit zum Essen und Trinken
- hat intakte Mundschleimhaut und passendes Gebiss
- verschluckt sich nicht
- bewahrt Selbstbestimmung und Würde bei der Nahrungsaufnahme

Die Nahrung hat die Konsistenz, die der Pflegebedürftige am besten schlucken kann.

Probleme mit den Zähnen oder der Prothese sind behoben.

5.3 Pflegeplanung

Selbstversorgungsdefizit

- Ernährungs- und Trinkverhalten des Pflegebedürftigen regelmäßig erfassen
- Den individuellen Ernährungs- und Flüssigkeitsbedarf ermitteln
- Dokumentieren, was der Pflegebedürftige tatsächlich zu sich genommen hat
- Vor dem Essen den Pflegebedürftigen mobilisieren oder Oberkörperhochlagerung
- Die erforderlichen Hilfsmittel zur Verfügung stellen und ihre Benutzung erläutern/einüben
- Mundgerechtes Vorbereiten der Nahrung
- Hilfestellung bei der Nahrungsaufnahme bei bestehenden Problemen
- Den Pflegebedürftigen zur selbstständigen Nahrungs- und Flüssigkeitsaufnahme aktivieren

Flüssigkeitsdefizit

- Den Pflegebedürftigen zum Trinken auffordern
- Trinkmenge anhand eines Einfuhrprotokolls kontrollieren
- Wunschgetränke anbieten, vor allem Wasser und Tee
- Getränke in Reichweite stellen
- Zur Förderung der Motivation nur ein oder zwei Gläser/Becher bereitstellen
- Über Hilfsmittel zum Trinken informieren und diese zur Verfügung stellen, z. B. Strohhalm, in Ausnahmefällen Schnabeltasse
- Bewegungseingeschränkten Pflegebedürftigen regelmäßig zu trinken anbieten, sie beim Trinken unterstützen und ihnen Zeit lassen
- Pflegebedürftige über die Bedeutung von Flüssigkeit für Stoffwechsel, Blutkreislauf, Niere und ableitende Harnwege informieren
- Mundpflege durchführen

Überernährung

- Pflegebedürftigen über die Vorteile einer Gewichtsreduktion beraten
- Evtl. Kontakt zur Ernährungsberatung herstellen
- Diätplan mit dem Pflegebedürftigen gemeinsam ausarbeiten, Vorlieben berücksichtigen
- Fett- und kohlenhydratarme, eiweiß-, mineralstoff- und vitaminreiche Kost, viele Ballaststoffe

- Flüssigkeit anbieten (Wasser und ungesüßte Tees)
- Alkohol und Süßigkeiten vermeiden
- Zu guter Körperpflege anleiten, dabei helfen
- Pflegebedürftigen zu körperlicher Aktivität anregen, z. B. Spaziergänge, Schwimmen, Gymnastik
- Je nach Wunsch des Pflegebedürftigen Einbindung in Selbsthilfegruppen initiieren

Unterernährung

- Wunschkost gemeinsam mit dem Pflegebedürftigen bestellen, Vorlieben berücksichtigen, evtl. Nahrungsmittel von den Angehörigen mitbringen lassen
- Zimmer vor dem Essen lüften
- Ruhige Atmosphäre schaffen ohne pflegerische Maßnahmen während des Essens
- Bewohner gemeinsam essen lassen
- Speisen warm und appetitlich servieren
- Lebensmittel mit geringem Ballaststoffgehalt bevorzugen, damit das Sättigungsgefühl nicht zu früh ausgelöst wird
- Getränke mit Honig oder Zucker süßen
- Kleine Portionen zu den Hauptmahlzeiten
- Zwischenmahlzeiten anbieten, z. B. Joghurt, Brühe, Banane
- Führen eines Ernährungsprotokolls
- Bei Bedarf hochkalorische Sondenkost zusätzlich anbieten
- Pflegebedürftige nicht zum Essen zwingen

Schluckstörungen

- Bei Nichtvorhandensein Schluckreflex stimulieren (Wiedereinsetzen kann Wochen dauern)
- Bei Nichtvorhandensein Hustenreflex trainieren
- Vor dem Essen Schluck- und Hustenreflex prüfen
- Vor dem Essen Mund von nicht geschluckten Sekreten befreien
- Hilfsmittel anbieten, z. B. Strohhalm zum Trinken
- Sitz der Zahnprothese prüfen, ggf. anpassen lassen
- Schlucktraining im Sitzen mit pürierter Kost
- Trinktraining im Sitzen mit dickflüssigen Getränken
- Wunschkost reichen
- Getränke andicken
- Keine milchige Speisen, keine krümeligen Nahrungsmittel
- Festes nicht mit Flüssigem mischen, z. B. keine Suppe mit Einlage
- Nur wenig auf den Löffel nehmen
- Zeit lassen
- Pflegebedürftigen nicht durch andere Aktivitäten, z. B. Gespräche, Fernseher, beim Essen ablenken
- Neue Nahrungsportion erst anreichen, wenn die vorherige Portion geschluckt ist
- Wenn der Pflegebedürftige müde ist, Pause einlegen
- Pflegebedürftigen nach dem Essen noch eine halbe Stunde aufrecht sitzen lassen
- Aspirationsprophylaxe
- Mundpflege nach dem Essen

5.4 Pflegeevaluation

Selbstversorgungsdefizit

- Übernimmt der Pflegebedürftige beim Essen und Trinken bestimmte Tätigkeit selbst?
- Erhält er die individuell erforderliche Hilfestellung?
- Stehen ihm die benötigten Hilfsmittel zur Verfügung?
- Wird er ermutigt, neue Strategien zum Übernehmen bestimmter Tätigkeiten zu erlernen?
- Gelingt es ihm, neue Tätigkeiten zu erlernen?
- Isst er mit anderen Bewohnern gemeinsam?
- Hat er ausreichend Zeit zum Essen und Trinken?
- Werden seine Wünsche und Gewohnheiten berücksichtigt?

Flüssigkeitsdefizit

- Nimmt der Pflegebedürftige ausreichend Flüssigkeit zu sich?
- Hat er die Bedeutung einer ausreichenden Flüssigkeitszufuhr verstanden?
- Wird er häufig genug zum Trinken ermutigt?
- Müssen zusätzliche Flüssigkeitsverluste ausgeglichen werden?
- Entspricht die Konsistenz der Flüssigkeiten seinem Schluckvermögen?
- Erhält der Pflegebedürftige die Getränke, die er mag?
- Stehen jederzeit Getränke in erreichbarer Nähe?

Überernährung

- Ist eine Gewichtsreduktion bereits zu erkennen?
- Hat der Pflegebedürftige den Sinn der Maßnahmen verstanden und ist damit einverstanden?
- Erhält er ausreichend Möglichkeiten für körperliche Aktivitäten, die ihm gefallen?
- Leidet der Pflegebedürftige unter ständigem Hunger oder ist er nach den Mahlzeiten satt?
- Trinkt er ausreichend?
- Wurde auf Wunsch des Pflegebedürftigen Kontakt zu einer Selbsthilfegruppe hergestellt?
- Ist die Haut, besonders in den Hautfalten, intakt?

Unterernährung

- Ist eine Gewichtszunahme zu erkennen?
- Hat der Pflegebedürftige den Sinn der Maßnahmen verstanden und ist damit einverstanden?
- Erhält er zusätzlich kleine Zwischenmahlzeiten?
- Erhält er die Speisen, die er mag?
- Macht ihm das Essen und Trinken Freude?
- Trinkt er ausreichend?

Schluckstörungen

- Nimmt der Pflegebedürftige trotz der Schluckstörungen ausreichend Flüssigkeit und Nahrung zu sich?
- Verschluckt er sich noch genauso oft wie früher?

- Hat das Schlucktraining Erfolg?
- Erhält er ausreichend Zeit zum Essen und Trinken?
- Entspricht die Nahrung/Flüssigkeit der Konsistenz, die er schlucken kann?
- Sind bestehende Zahn-/Prothesenprobleme gelöst?
- Stehen die erforderlichen Hilfsmittel zur Verfügung?

5.5 Formulierungshilfen für die Pflegedokumentation

Selbstversorgungsdefizit

Pflegebedürftiger
- hat heute selbst die Hälfte des Mittagessens gegessen
- hat heute selbstständig ca. 1,5 l getrunken
- hat trotz Aufforderung immer nur schlückchenweise getrunken
- braucht nur noch Hilfe beim Fleischschneiden
- benötigte heute viel Zeit zum Essen

Flüssigkeitsdefizit

Pflegebedürftiger
- hat heute sehr gut getrunken
- versteht nicht, warum er viel trinken soll
- schränkt Flüssigkeitszufuhr ein, weil er Angst vor dem Toilettengang hat
- musste zwischendurch immer wieder zum Trinken ermutigt werden
- trinkt am liebsten verdünnten Kirschsaft. Diesen haben seine Angehörigen mitgebracht.
- hat heute wegen des Fiebers stark geschwitzt. Bitte im Spätdienst auf Flüssigkeitszufuhr achten.
- hatte Durchfall und Erbrechen und soll deshalb mehr trinken

Überernährung

Pflegebedürftiger
- hat seit letzter Woche schon 1,5 kg abgenommen
- hat trotz Reduktionskost noch nichts abgenommen, ist sehr enttäuscht
- hat nach nochmaligem Gespräch verstanden, warum er abnehmen sollte
- geht gerne spazieren, schwimmen, zur Gymnastik
- bewegt sich überhaupt nicht gerne
- isst langsam, wie besprochen
- isst weiterhin viel zu schnell
- trinkt ausreichend viel
- ist heute zum ersten Mal zu den Weight-Watchers gegangen und war begeistert

Unterernährung

Pflegebedürftiger
- hat seit letzter Woche schon 2 kg zugenommen
- hat im Vergleich zu letzter Woche noch gar nicht zugenommen
- hat nach nochmaligem Gespräch verstanden, warum er zunehmen sollte
- isst gerne zwischendurch Joghurt
- verträgt keine Linsensuppe
- hat aufgrund einer Entzündung im Mund starke Schmerzen und wollte deshalb heute nichts essen

- hat eine halbe Stunde vor dem Essen seine Schmerzmedikation erhalten
- trinkt ausreichend viel

Schluckstörungen

Pflegebedürftiger

- hat heute sehr gut gegessen und getrunken
- benötigt viel Zeit zum Essen
- konnte heute sehr gut breiförmige Speisen schlucken
- hat sich heute bei dünnen Flüssigkeiten wieder verschluckt. Unbedingt andicken.
- konnte heute nach vorheriger Stimulation des Schluckreflexes gut essen
- verschluckt sich zunehmend seltener
- war beim Zahnarzt, der die Zahnprothese angepasst hat; jetzt fällt das Schlucken leichter

5.6 Ermittlung des BMI

$$\text{BMI [kg/m}^2\text{]} = \frac{\text{Gewicht [kg]}}{\text{Größe [m}^2\text{]} \times \text{Größe [m}^2\text{]}}$$

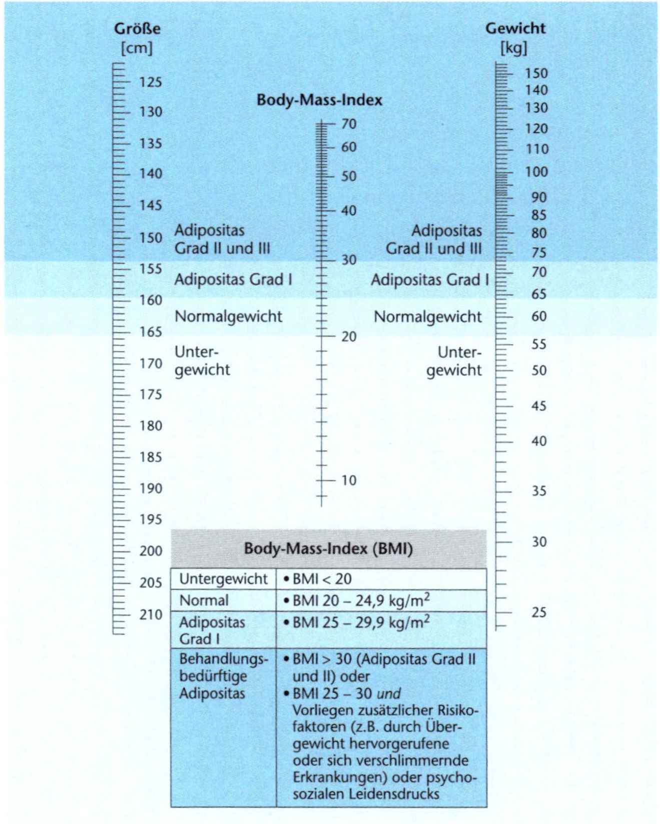

Body-Mass-Index (BMI)

Untergewicht	• BMI < 20
Normal	• BMI 20 – 24,9 kg/m²
Adipositas Grad I	• BMI 25 – 29,9 kg/m²
Behandlungsbedürftige Adipositas	• BMI > 30 (Adipositas Grad II und II) oder • BMI 25 – 30 *und* Vorliegen zusätzlicher Risikofaktoren (z.B. durch Übergewicht hervorgerufene oder sich verschlimmernde Erkrankungen) oder psychosozialen Leidensdrucks

Nomogramm zum Body-Mass-Index

Normalwerte

Normalgewicht: BMI = 20–24,9 kg/m^2

Abweichungen des Ernährungszustandes und mögliche Ursachen

Abweichung	Erklärung	Mögliche Ursachen
Kachexie	BMI < 15 kg/m^2	• Magersucht • Tumorerkrankung • Alkoholkrankheit • Altersbedingt
Untergewicht	BMI < 20 kg/m^2	
Adipositas Grad I	BMI = 25–29,9 kg/m^2	
Adipositas Grad II und III	BMI > 30 kg/m^2	• Fehlernährung • Mangelnde Bewegung • Genetische Disposition • Hormonelle oder stoffwechselbedingte Funktionsstörungen

5.7 Nährstoff- und Energiebedarf

DACH-Referenzwerte für die Zufuhr von Nährstoffen und Energie; Quelle: Deutsche Gesellschaft für Ernährung e. V. (DGE)				
Nährstoffe	Referenzwerte für die Zufuhr			
	51–64 Jahre		65 Jahre und älter	
	Männer	Frauen	Männer	Frauen
Energiezufuhr bei Normalgewicht und altersangepasster körperlicher Aktivität (kcal/Tag)	2200	1800	2000	1600
Eiweiß (g/Tag)	58	46	54	44
Fett (Anteil in % der täglich aufgenommenen Nahrungsenergie)	30		30	
Kohlenhydrate (Mindestanteil in % der täglich aufgenommenen Nahrungsenergie)	50		50	
Ballaststoffe (g/Tag)	Mind. 30		Mind. 30	
Wasserzufuhr über Getränke (ml/Tag)	1230		1310	
Vitamin A (mg-Retinol-Äquivalent/Tag)	1,0	0,8	1,0	0,8
Vitamin D (µg/Tag)	5		10	
Vitamin E (mg-RRR-alpha-Tocopherol-Äquivalent/Tag)	13	12	12	11
Vitamin K (µg/Tag)	80	65	80	65
Vitamin B_1 (mg/Tag)	1,1	1,0	1,0	
Vitamin B_2 (mg/Tag)	1,3	1,2	1,2	

DACH-Referenzwerte für die Zufuhr von Nährstoffen und Energie; Quelle: Deutsche Gesellschaft für Ernährung e. V. (DGE)				
Nährstoffe	**Referenzwerte für die Zufuhr**			
	51–64 Jahre		**65 Jahre und älter**	
	Männer	**Frauen**	**Männer**	**Frauen**
Niacin (mg-Äquivalent/Tag)	15	13	13	
Vitamin B_6 (mg/Tag)	1,5	1,2	1,4	1,2
Folsäure (µg-Äquivalent/Tag)	400		400	
Pantothesäure (mg/Tag)	6		6	
Biotin (µg/Tag)	30–60		30–60	
Vitamin B_{12} (µg/Tag)	3,0		3,0	
Vitamin C (mg/Tag)	100		100	
Kalium (mg/Tag)	2000		2000	
Kalzium (mg/Tag)	1000		1000	
Phosphor (mg/Tag)	700		700	
Magnesium (mg/Tag)	350	300	350	300
Eisen (mg/Tag)	10		10	
Jod (µg/Tag)	180		180	
Zink (mg/Tag)	10	7	10	7
Selen (µg/Tag)	30–70		30–70	

Weiterführende Literatur

Arens-Azevedo, Ulrike/Behr-Völzer, Christine: Ernährung im Alter. Vincentz, Hannover, 2002.

Bayerisches Staatsministerium für Arbeit und Sozialordnung, Familien und Frauen: Ratgeber für richtige Ernährung bei Demenz. Appetit wecken, Essen und Trinken genießen. Reinhardt Verlag, München, 2006.

Eich, Angela: Enterale Ernährung. Sondenernährung in der Pflegepraxis. Verlag Hans Huber, Bern, 1998.

Holtmeier, Hans-Jürgen: Ernährung des alternden Menschen. Alterskrankheiten und Ernährungsempfehlungen. Wissenschaftliche Verlagsgesellschaft, 1999.

Kalde, Sigrid (Hrsg.): Enterale Ernährung. Indikationen, Sondierungstechniken, Diätetik, Pflege. Elsevier, München, 2002.

Rober, Lieselotte: Ernährung im Alter. Vincentz, Hannover, 2000.

Schreier, Maria Magdalena/Bartholomeyczik, Sabine: Mangelernährung bei alten und pflegebedürftigen Menschen. Pflegebibliothek, Wittener Schriften, 2004.

Seib, Ullrich: Arbeitsbuch Ernährung und Diätetik für Pflege- und Gesundheitsfachberufe, Elsevier, München, 2003.

Volkert, Dorothee: Ernährung im Alter. UTB, Quelle & Meyer, Wiesbaden, 1997.

6 Ausscheiden

Zu den Ausscheidungen zählen die Blasen- und die Darmentleerung, aber auch die Ausscheidung von Schweiß, Speichel, Sputum, Erbrochenem, Wundsekret, Sondensekret und Vaginalsekret. Ausführlich eingegangen wird in diesem Kapitel auf die lebenswichtigen Ausscheidungen der Blasen- und der Darmentleerung.

Über Blase und Darm werden Stoffwechselendprodukte bzw. unverdauliche Nahrungsbestandteile ausgeschieden. Damit ist Ausscheidung ein lebenswichtiger Vorgang, der dazu dient, dass giftige Stoffe aus dem Körper gelangen.

Mit der Ausscheidung sind in hohem Maße Schamgefühle verbunden. Über dieses Thema zu sprechen ist vielen Menschen unangenehm. Das Anamnesegespräch hinsichtlich Ausscheidung kann deshalb sowohl für den Pflegebedürftigen als auch für die Pflegekraft schwierig sein. Hier sind großes Taktgefühl und Empathie sehr wichtig.

Menschen möchten bei der Blasen- und Darmentleerung ungestört und unbeobachtet sein. Wenn der Gang zur Toilette für den Pflegebedürftigen nicht mehr möglich ist und er Hilfe benötigt, kann es schnell passieren, dass diese Ungestörtheit nicht mehr gewährleistet ist. Der Pflegebedürftige geht im Zweibettzimmer auf den Toilettenstuhl, die Altenpflegerin bleibt nach dem Begleiten zur Toilette neben dem Pflegebedürftigen stehen, die Inkontinenzhose muss gewechselt werden. Soweit als möglich sollte das natürliche Bedürfnis des Ungestörtseins in Ausscheidungssituationen respektiert werden.

Speziell bei der Darmentleerung spielen Gewohnheiten eine wichtige Rolle.
So gehen manche Menschen zu festen Zeiten, z. B. nach dem Frühstück, auf Toilette. Andere wiederum nehmen bestimmte Nahrungsmittel zu sich, um den Darm anzuregen. Das Wissen und das Ermöglichen dieser Gewohnheiten ist Aufgabe der Altenpflege.

Alte Menschen leiden häufig unter Inkontinenz. Sie ziehen sich aus dem sozialen Leben zurück aus Angst davor, mit ihrem Leiden entdeckt und wahrgenommen zu werden. Eine Vielzahl von Hilfsmitteln, z. B. Einlagen und Inkontinenzhosen, erleichtern diesen Menschen das Leben. Eine adäquate Beratung und Anleitung ist allerdings hierfür Voraussetzung.

Die Aufgaben der Pflegenden in der AEDL „Ausscheiden“ sind:

- Überprüfen der Ausscheidung
- Gespräche und Beratung
- Den Pflegebedürftigen zu Übungen anleiten, z. B. zu Blasentraining, Toilettentraining, Beckenbodentraining
- Ressourcen des Pflegebedürftigen erkennen und nutzen
- Bei Störungen der Blasen- und Darmentleerung mit Hausärzten zusammenarbeiten

6.1 Anamnese

Kranken-/Pflegeberichte

Blasenentleerung

- Medizinische Diagnosen oder Symptome, die Einfluss auf die Blasenentleerung haben?
  - Niereninsuffizienz?
  - Diabetes insipidus?
  - Reizblase?
  - Harninkontinenz?
  - Nieren-, Harnleiter- oder Blasensteine?
  - Blasentumor?
  - Nierentumor?
  - Multiple Sklerose?
  - Querschnittslähmung?
  - Sonstige?
- Medizinische Therapien, die die Harnableitung oder die Selbstpflege bei der Blasenentleerung beeinflussen?
  - Medikamente, z. B. Diuretika
  - Harnableitung, z. B. Blasendauerkatheter, Suprapubische Blasenfistel, Urostoma, Nierenfistel?
  - Bettruhe?
  - Sonstige?
- Sonstige Ursachen für Probleme bei der Blasenentleerung?
  - Eingeschränkte Beweglichkeit?
  - Verwirrtheit?
  - Bewusstseinsveränderungen?
  - Eingeschränkte Sehfähigkeit?
  - Psychische Erkrankungen?
  - Schmerzen?
  - Angst?

Darmentleerung

- Medizinische Diagnosen oder Symptome, die Einfluss auf die Darmentleerung haben?
  - Durchfall?
  - Obstipation?
  - Tumore im Magen-/Darmbereich?
  - Entzündliche Darmerkrankungen, z. B. Morbus Crohn, Colitis ulcerosa?
  - Reizmagen bzw. Reizdarm?
  - Nahrungsmittelallergien oder -unverträglichkeiten?
  - Stuhlinkontinenz?
  - Multiple Sklerose?
  - Querschnittslähmung?
  - Sonstige?
- Medizinische Therapien, die die Darmentleerung beeinflussen?
  - Medikamente, z. B. Schmerzmedikamente (Morphin)?
  - Stoma?
  - Bettruhe?
  - Sonstige?
- Sonstige Ursachen für Probleme bei der Darmentleerung?
  - Eingeschränkte Beweglichkeit?
  - Verwirrtheit?
  - Bewusstseinsveränderungen?
  - Eingeschränkte Sehfähigkeit?
  - Psychische Erkrankungen?
  - Schmerzen?
  - Angst?

Fragen an den Pflegebedürftigen bzw. die Angehörigen

Blasenentleerung

- Wann haben Sie das letzte Mal Wasser gelassen?
- Wie häufig gehen Sie zum Wasserlassen auf die Toilette?
- Wie groß ist die jeweilige Urinmenge?
- Müssen Sie sehr häufig auf Toilette und ist die Urinmenge jedes Mal klein?
- Müssen Sie auch nachts zur Toilette?
- Gab es in letzter Zeit Veränderungen bei der Blasenentleerung?
  - Welche?
  - Seit wann?
- Haben Sie Schmerzen beim Wasserlassen?
- Können Sie das Wasser halten?
- Wenn Sie Probleme beim Wasserhalten haben, wann tritt Inkontinenz auf, z. B. bevorzugt nachts?
- Kommt es vor, dass Sie beim Husten oder bei Anstrengung unwillkürlich Urin verlieren?
- Benutzen Sie Vorlagen, Inkontinenzhosen oder sonstige Hilfsmittel?
- Schaffen Sie den Weg bis zur Toilette oder benötigen Sie Hilfsmittel?
  - Toilettenstuhl?
  - Bettschüssel?
  - Urinflasche?
  - Urinkondom?
- Welche Unterstützung benötigen Sie?
- Bei vorhandenen Problemen:
  - Waren Sie deswegen bereits beim Arzt?
  - Welche Untersuchungen wurden dort durchgeführt?
  - Welche Therapien wurden eingeleitet?

Darmentleerung

- Wann hatten Sie zum letzten Mal Stuhlgang?
- Haben Sie besondere Gewohnheiten hinsichtlich der Darmentleerung?
  - Zu bestimmten Tageszeiten?
  - Nach der Aufnahme von bestimmten Nahrungsmitteln, z. B. Obst, Leinsamen, Milchprodukten?
- Nehmen Sie Abführmittel ein?
  - Welche?
  - Wie oft (regelmäßig oder bei Bedarf)?
- Was machen Sie, wenn Sie Durchfall oder Verstopfung haben?
- Haben Sie Schmerzen bei der Darmentleerung?
- Haben Sie oft ein Völlegefühl oder Blähungen?
- Gab es in letzter Zeit Veränderung bei der Stuhlentleerung?
  - Seit wann?
  - Welche?
  - Wodurch könnten diese ausgelöst worden sein, z. B. veränderte Lebensbedingungen?
- Können Sie den Stuhl halten oder leiden Sie unter Stuhlinkontinenz?
- Schaffen Sie den Weg bis zur Toilette oder benötigen Sie Hilfsmittel?
  - Toilettenstuhl?
  - Bettschüssel?
- Welche Unterstützung benötigen Sie?

Beobachtungen

Blasenentleerung

Beobachten und Beurteilen von

- Menge des Urins
- Farbe des Urins
  - Hellgelb
  - Fleischwasserfarben oder blutig bei Blutungen im Harntrakt
  - Dunkel-konzentriert bei Flüssigkeitsmangel
  - Bierfarben bei Störungen der Leber- und Gallenfunktion
- Schmerzen beim Wasserlassen
- Flüssigkeitsbilanz
  - Registrierung der in einer bestimmten Zeit (meist 24 h) zugeführten und ausgeschiedenen Flüssigkeitsmenge
  - Beginn: Entleerung der Blase, diese Menge wird nicht mitberechnet
  - Aufschreiben der Einfuhr: nur die tatsächlich aufgenommenen Flüssigkeitsmengen, auch Infusionen
  - Ausgeschiedene Flüssigkeitsmengen erfassen, auch starkes Schwitzen, Durchfall und Flüssigkeitsverluste über Sonden registrieren
  - Ende: Pflegebedürftiger lässt Wasser, diese Menge wird dazugezählt
  - Bilanzblatt ☞ 6.6
- Hinweisen auf Inkontinenz
  - Äußerungen des Pflegebedürftigen, der Angehörigen über Probleme mit dem Halten des Urins
  - Durchnässte Kleidung, nasse Bettwäsche
  - Uringeruch

Darmentleerung

Beobachten und Beurteilen von

- Häufigkeit und Menge des Stuhlgangs
- Form und Aussehen
  - Flüssig bei Durchfall
  - Breiig
  - Bleistiftförmig bei mechanischer Verengung des Darmes, z. B. durch Tumore oder Entzündungen
  - Hart, trocken bei Obstipation, Flüssigkeitsdefizit
  - Kotsteine bei Obstipation, Flüssigkeitsdefizit
- Farbe des Stuhls
  - Grünlich bei Durchfällen
  - Schwarz bei Blutungen im Magen, in den oberen Darmabschnitten und nach Einnahme von Eisenpräparaten
  - Mit rotem Blut bei Blutungen unterer Darmabschnitte/Hämorrhoiden
  - Lehmfarben bei Leber- und Gallenerkrankungen
- Beimengungen
  - Unverdaute Nahrungsmittel bei hastigem Essen, Mangel an Verdauungsenzymen oder Durchfall
  - Blut bei Hämorrhoiden/Tumoren
  - Schleim bei Darmentzündungen
  - Eiter bei Bakterien, Entzündungen oder Abszessen
- Schmerzen bei der Stuhlentleerung
- Hinweisen auf Inkontinenz
  - Äußerungen des Pflegebedürftigen, der Angehörigen über Probleme mit dem Halten des Stuhls
  - Verschmutzte Kleidung/Bettwäsche
  - Stuhlgeruch

6.2 Pflegeziele

Blasenentleerung

Pflegebedürftiger
- kennt Hilfsmittel und nutzt diese selbstständig
- verbessert die Kontrolle über seine Ausscheidungen
- hat trockene Kleidung und Bettwäsche
- erleidet keine Hautschäden
- äußert Wohlbefinden
- bewahrt seine Selbstachtung und Würde
- fühlt sich sozial integriert und nimmt am sozialen Leben teil
- trinkt ausreichend
- äußert Erleichterung bei Beschwerden
- erfährt angemessene Unterstützung und akzeptiert diese
- ist soweit wie möglich selbstständig und mobil
- plant seinen Alltag nach seinen Möglichkeiten
- nimmt nicht an Gewicht durch Ödeme (Wasseransammlung im Gewebe) zu
- erleidet keine Komplikationen
- hält Empfehlungen zu Diät, Medikation und Aktivität ein
- ist über Risikofaktoren informiert

Darmentleerung

Pflegebedürftiger
- hat regelmäßig weich geformten Stuhlgang
- kann regelmäßig den Stuhl beschwerdefrei absetzen
- erleidet keine Komplikationen wie Blutungen oder Darmverschluss
- nimmt ballaststoffreiche Kost und ausreichend Flüssigkeit zu sich
- vermeidet den Gebrauch von Abführmitteln
- hat ausreichend Bewegung
- hat bei Durchfall keine Anzeichen einer Dehydratation
- hat eine intakte Haut im Analbereich
- äußert, dass er den Zusammenhang zwischen Angst oder Stress und Durchfall versteht
- vermeidet Nahrungsmittel, die er nicht verträgt
- erhält bedarfsgerechte Unterstützung bei der Ausscheidung
- bewahrt trotz Inkontinenz seine Würde und Selbstachtung
- verbessert die Kontrolle über seine Ausscheidung nach seinen Möglichkeiten
- erfährt Berücksichtigung seiner Gewohnheiten in Bezug auf die Stuhlentleerung
- kann die Ausscheidungen und die damit verbundenen Tätigkeiten selbstständig/mit Hilfe durchführen
- fühlt sich wohl
- hilft als Enterostomaträger bei der Versorgung des Stomas mit
- versorgt das Stoma selbstständig
- akzeptiert sein durch das Stoma verändertes Körperbild

6.3 Pflegeplanung

Allgemeines

- Wahrung der Intimsphäre
  - Den Toilettengang zur Toilette ermöglichen
  - Bei Benutzung des Toilettenstuhls diesen zur Toilette fahren
  - Bei Benutzung von Bettschüssel oder Urinflasche Besucher und andere anwesende Besucher hinausbitten
- Toilettenraum warm und sauber halten
- Weg zur Toilette hindernisfrei gestalten
- Toilette eventuell zum besseren Finden kennzeichnen, z. B. mit Bild
- Technische Hilfsmittel nutzen
  - Toilettensitzerhöhung
  - Haltegriffe
  - Urinflasche
  - Bettschüssel
  - Toilettenstuhl
- Bei Inkontinenz und Durchfall: schnell zu öffnende Kleidung anlegen
- Klingel in erreichbarer Nähe

Blasenentleerung

- „Tricks" bei Schwierigkeiten:
  - Wasserhahn aufdrehen
  - Warmen Waschlappen auf Blasenregion legen
- Regelmäßige Gewichtskontrolle zur Kontrolle von Wassereinlagerungen, mit Datum dokumentieren
- Flüssigkeitsprotokoll führen
- Bei liegendem Blasenverweilkatheter:
  - Kontinuierliche Beobachtung von Schmerzen, Temperatur, Urinmenge und -farbe
  - Intim- und Katheterpflege: zweimal täglich Intimbereich und Katheterschlauch mit Waschemulsion reinigen; bei Sekretabsonderungen und Verkrustungen zweimal täglich Eintrittsstelle des Katheters desinfizieren
  - Auf ausreichende Flüssigkeitszufuhr achten
  - Harnableitungssysteme immer geschlossen halten
  - Urinbeutel nicht über Blasenniveau heben
  - Schlauch nicht abknicken oder durchhängen lassen
  - Urinbeutel mittels Ventil entleeren, dabei Handschuhe tragen, Ablassventil nach dem Leeren mit Desinfektionsmittel absprühen
- Bei liegender suprapubischer Blasenfistel:
  - Alle 2–3 Tage steriler Verbandswechsel
  - Sonst ☞ Blasenverweilkatheter

Harninkontinenz

- Ursache abklären lassen
- Viele Pflegebedürftige mit Inkontinenz meiden aus Angst und Scham das Trinken: auf ausreichende Flüssigkeitszufuhr achten
- Einfuhr dokumentieren, um ausreichende Flüssigkeitszufuhr zu gewährleisten
- Über Wichtigkeit der ausreichenden Flüssigkeitsaufnahme informieren
- Toilettengang regelmäßig einplanen und diesen unterstützen
- Miktionsprotokoll führen

- Anleitung und Hilfe beim Wechseln der Inkontinenzhilfsmittel
- Zur Intim- und Hautpflege anleiten und unterstützen
- Katheterpflege durchführen
- Diuretika morgens geben
- Zusätzlich bei Dranginkontinenz:
  - Blasentraining: bei Harndrang Blasenentleerung so lange wie möglich unterdrücken, Intervalle je nach Ausmaß und Selbstvertrauen von 2 Min. bis 2 Std. steigern
  - Toilettentraining: individuellen Miktionsplan erstellen, Plan zum regelmäßigen Toilettengang in Zusammenhang mit Miktionsplan, zuerst aller 2 Std., dann Verlängerung des Intervalls auf 3–4 Std.
- Zusätzlich bei Reflexinkontinenz:
  - Blasenklopftraining: Beklopfen der Blasengegend in ca. 3-stündlichen Abständen, um einen Blasenentleerungsreflex auszulösen
  - Einmalkathetrisierung nach ärztlicher Anordnung
- Zusätzlich bei Überlaufinkontinenz:
  - Zur Unterstützung der Miktion ca. 2–3 stündlich Bauchwandpresse
  - Warme Handbäder
  - Wasserhahn aufdrehen
  - Einmalkathetrisierung nach ärztlicher Anordnung
- Über geeignete Kleidung informieren
- Zum Umgang mit Hilfsmitteln anleiten
- Über Möglichkeiten therapeutischer Hilfe informieren
- Über Selbsthilfegruppen informieren
- Soziale Kontakte unterstützen
- Über Ängste und Scham sprechen

Darmentleerung

Obstipation

- Auf ausreichende Flüssigkeitszufuhr achten
  - Flüssigkeitsplan erstellen
  - Getränke bereitstellen und anreichen
  - Einfuhr dokumentieren
- Obstipierende Nahrungsmittel, z.B. Schokolade, schwarzen Tee vermeiden
- Regelmäßigen Gang zur Toilette ermöglichen
- Leinsamen, Weizenkleie, Milchzucker anbieten
- Ein Glas Wasser auf nüchternen Magen anbieten
- Bauchmassage durchführen: in kleinen Kreisen entlang des Dickdarms von rechts unten nach rechts oben fahren, weiter entlang des Querkolons zum linken Oberbauch, dann nach unten links
- Begleitung zur Toilette
- Unterstützung beim Gehen

Durchfall

- Flüssigkeitseinfuhrplan erstellen
- Für reichlich Flüssigkeit sorgen
- Obstipierende Nahrungsmittel, z. B schwarzer Tee, Banane verabreichen
- Toilettenstuhl und Glocke bereitstellen
- Beim Gang zur Toilette unterstützen
- Bei der Intimpflege unterstützen
- Inkontinenzhilfsmittel anlegen
- Händehygiene durchführen lassen und selbst durchführen
- Haut schützen und pflegen

Stuhlinkontinenz

- Ursache abklären lassen
- Individuellen Toilettenrhythmus überprüfen und gegebenenfalls ändern
- Toilettentraining
  - Ziel: regelmäßiger Entleerungsrhythmus
  - Nach früheren Gewohnheiten fragen
  - Zum festen Zeitpunkt auf Toilette begleiten
  - Zeit lassen
  - Geeigneter Zeitpunkt in der Regel: $1/2$ Stunde nach dem Frühstück (oder nach anderen Mahlzeiten)
- Kontinenztraining
  - Ziel: gründliche Entleerung des Enddarms
  - Alle 1–3 Tage Abführtag einplanen
  - Am Abend vorher: darmanregende Maßnahmen
  - Am Abführtag: darmanregende Maßnahmen, bei Bedarf Klistier oder Klysma, unter Umständen digitale Ausräumung
- Haut schützen und pflegen
- Reflektorische Darmentleerung z. B. durch Massage des Analrings oder Bauchmassage (☞ Pflegeplanung Obstipation)
- Ballaststoffreiche Kost
- Unterstützung beim Gang zur Toilette
- Bei der Intimpflege helfen
- Hautpflege mit W/O-Präparaten
- Wäschewechsel bei Bedarf
- Den Gebrach der Inkontinenzhilfsmittel zeigen und erklären
- Zum Gebrauch von Hilfsmitteln, z. B. Toilettenstuhl, Bettschüssel, anleiten
- Über geeignete Kleidung beraten
- Beckenboden- und Schließmuskeltraining:
  - Einatmen
  - Gesäß- und Beckenbodenmuskulatur zusammenpressen
  - Spannung für 5–10 Sek. halten
  - Anschließend entspannen
  - 4–6 mal wiederholen
  - Mind. 2 mal täglich

Enterostoma

- Mobile Pflegebedürftige: Stomapflege im Sitzen oder Stehen vor Spiegel, um selbstständige Pflege zu initiieren
- Bettlägerige Pflegebedürftige: Stomapflege in Rückenlage
- Beutel und Grundplatte bei Bedarf wechseln
- Pflegebedürftigen anleiten
- Auf regelmäßigen Stuhlgang achten
- Bei Ausbleiben des Stuhls Irrigation (Spülung des Darms durch das Stoma) nach ärztlicher Anordnung
- Auf Komplikationen achten, bei Auftreten Arzt informieren
  - Blutungen aus Stoma
  - Eiteransammlungen
  - Pilzinfektionen
  - Schleimhautveränderungen
  - Prolaps (Vorfall) des Stomas
  - Hernie (Bruch, Vorwölbung der Bauchdecke um das Stoma)
  - Nekrose der Stomaschleimhaut (schwärzliche Verfärbung, Absterben des Gewebes)

  - Zurückziehen des Darms unter Hautniveau
  - Verengung des Stomas mit Ausscheidung bleistiftförmiger Stühle
  - Fehlender Stuhlgang mit Gefahr des Darmverschluss
  - Schmerzen
- Auf weitere Komplikationen achten
  - Bei Allergien: Umstellung der Versorgung, evt. Beutelüberzug verwenden
  - Bei Haarbalgentzündung: Hautschutzplatte verwenden, Haare regelmäßig durch Rasur entfernen
  - Bei Hautirritationen: bei starker Hautirritation einige Tage auf Versorgungssystem verzichten, Salbe auf Haut auftragen, Stuhl mit Zellstoff, Moltex und Netzverband auffangen
  - Bei Blähungen: Blähende Speisen vermeiden, Kohlefilter benutzen, je nach System kleines Loch in Stomabeutel stechen und mit dafür vorgesehenen Klebepunkt verschließen
  - Bei Durchfällen: stopfende Nahrungsmittel, Medikamente nach Arztanordnung, auf ausreichende Flüssigkeitszufuhr achten, Ausstreifbeutel verwenden
- Besonders in der Anfangsphase nach Stomalegung: den Pflegebedürftigen immer wieder bitten, sein Stoma anzusehen, um Hemmungen abzubauen
- Auf Ängste und Hemmungen des Pflegebedürftigen eingehen
- Partner des Pflegebedürftigen einbeziehen
- Den Pflegebedürftigen hinsichtlich der Ernährung beraten
  - Ernährungsprotokoll für 14 Tage führen lassen, um individuelle Reaktionen festzustellen
  - Letzte Mahlzeit nicht zu spät einnehmen
  - Bei Kolonstoma für weichen Stuhlgang sorgen
- Unsicherheiten hinsichtlich Hobbys, sportlichen Aktivitäten, Sexualität besprechen
- Informieren, dass nicht mehr als 10–15 kg gehoben werden dürfen, da sonst Gefahr einer Hernie
- Aufklärungsmaterial zur Verfügung stellen
- Auf Selbsthilfegruppen hinweisen
- Kontakt zum Stomatherapeuten vermitteln

Stufenschema zum Selbstversorgungstraining

1. Pflegebedürftiger betrachtet evtl. mit einem Spiegel sein Stoma und sieht bei der Versorgung zu.
2. Pflegebedürftiger legt bei gereinigter Stomaumgebung selbst einen frischen Beutel an.
3. Pflegebedürftiger reinigt das Stoma und legt einen frischen Beutel an.
4. Pflegebedürftiger entfernt den gefüllten Beutel, reinigt das Stoma und legt einen frischen Beutel an.
5. Pflegebedürftiger versorgt das Stoma selbstständig, wenn eine Altenpflegerin dabei ist.
6. Pflegebedürftiger versorgt das Stoma alleine.

6.4 Pflegeevaluation

Blasenentleerung

- Wie viel scheidet der Pflegebedürftige am Tag aus?
- Ist die Haut im Genital- und Analbereich intakt?
- Sind Kleidung und Bettwäsche trocken?
- Kennt der Pflegebedürftige Hilfsmittel, wie z. B. Einlagen, Inkontinenzhosen, Kondomurinale und kommt mit diesen selbstständig/mit Hilfe zurecht?
- Nimmt der Pflegebedürftige am sozialen Leben teil?
- Ist die Ursache für eine Harninkontinenz abgeklärt?
- Werden geeignete Maßnahmen ergriffen, wie z. B. Toilettentraining?
- Wie groß ist der Intervall zwischen den einzelnen Toilettengängen, wird dieser größer?
- Trinkt der Pflegebedürfige ausreichend?
- Ist die Bilanz ausgeglichen?

Darmentleerung

- Hat der Pflegebedürftige regelmäßig Stuhlgang?
- Ist der Stuhlgang normal geformt?
- Ist die Darmentleerung schmerzlos?
- Kennt der Pflegebedürftige Hilfsmittel wie Einlagen, Inkontinenzhosen und kommt mit diesen selbstständig/mit Hilfe zurecht?
- Weiß der Pflegebedürftige um die Wichtigkeit einer gründlichen Intimtoilette?
- Führt er die Intimtoilette selbstständig durch?
- Ist die Haut in der Analregion intakt?
- Sind die Ursachen für Durchfall, Obstipation oder Inkontinenz bekannt?
- Werden bei bekannten Ursachen geeignete Maßnahmen ergriffen, z. B. Toilettentraining bei Inkontinenz, Ernährungsumstellung bei Obstipation?
- Kennt der Pflegebedürftige Beckenbodentraining und führt dieses selbstständig durch?
- Hat der Pflegebedürftige trotz Stuhlinkontinenz soziale Kontakte?
- Nimmt er am sozialen Leben teil?
- Kann er über seine Ängste und seine Scham mit vertrauten Menschen sprechen?
- Weiß der Pflegebedürftige, wie wichtig eine ausgewogene Ernährung und ausreichende Flüssigkeitsaufnahme für den Stuhlgang ist?
- Bei Enterostoma: wird die Versorgung des Stomas vom Pflegebedürftigen übernommen? Nimmt er das Stoma als Teil seines Körpers an?

6.5 Formulierungshilfen für die Pflegedokumentation

Blasenentleerung

Pflegebedürftiger
- scheidet gut aus
- klagt über Schmerzen beim Wasserlassen
- merkt, wenn er auf Toilette muss und meldet sich
- kann durch Blasentraining den Urin 1,5 Std. nach dem ersten Harndrang halten
- muss aller 2 Std. auf Toilette geführt werden
- verliert beim Husten Urin, hat Einlage bekommen
- schämt sich wegen seiner Inkontinenz und hat Angst, mit anderen Menschen zusammen zu sein

Darmentleerung

Pflegebedürftiger
- hat weiterhin dünnflüssigen Stuhl, aber nur noch 2 mal heute Vormittag
- hat beim Wechsel des Beutels sein Enterostoma angeschaut und sein Missbehagen darüber geäußert
- meint, er könne nie das Enterostoma selbst versorgen
- kommt mit der Inkontinenzhose jetzt selbst zurecht
- lehnt die ballaststoffreiche Kost ab
- muss immer wieder zum Trinken animiert werden

6.6 Normalwerte

Urinausscheidung

Normalwerte der Urinausscheidung	
Menge pro Entleerung	200–400 ml
Häufigkeit pro Tag	4–6
Urinmenge insgesamt	1500–2000 ml/d
Urinfarbe	hell- bis dunkelgelb

Stuhlausscheidung

Normalwerte des Stuhlgangs	
Menge	100–500 g/d
Häufigkeit	3–4 mal wöchentlich bis 1–2 mal täglich
Konsistenz	Weiche bis feste, homogene Masse
Farbe	Hell- bis dunkelbraun
Geruch	Nicht besonders übelriechend

Weiterführende Literatur

Fall, Henriette: Stomapflege – Enterostomatherapie: Stoma- und Wundversorgung. Schlütersche Verlagsanstalt, Hannover, 2002.

Gotved, Helle: Erfolgreiche Hilfen gegen Harninkontinenz. TRIAS, Stuttgart, 1999.

Norton, Christine: Praxishandbuch Pflege bei Inkontinenz. Elsevier, München, 1999.

Sachsenmaier, Brigitte: Inkontinenz. Hilfen, Versorgung und Pflege. Schlütersche Verlagsanstalt, Hannover, 1991.

Stoll-Salzer, Elisabeth/Wiesinger, Gerlinde: Stomatherapie. Grundlagen und Praxis. Thieme, Stuttgart, 2004.

Bilanzierungsbogen

Tag	Einfuhr	Ausfuhr	Tag	Einfuhr	Ausfuhr	Tag	Einfuhr	Ausfuhr
Gesamt			Gesamt			Gesamt		

Tag	Einfuhr	Ausfuhr	Tag	Einfuhr	Ausfuhr	Tag	Einfuhr	Ausfuhr
Gesamt			Gesamt			Gesamt		

Bemerkung:
1 Glas = 200 ml, 1 Tasse = 150 ml, 1 Kännchen = 300 ml

Miktionsprotokoll

Zeit	Trink-menge (ml)	Urin-menge (ml)	Harndrang		Schmerzen		Urinverlust/Inkontinenz 1 = wenige Tropfen 2 = gering (feuchte Unterwäsche) 3 = deutlich (Kleiderwechsel erforderlich)
			Ja	Nein	Ja	Nein	
0:00							
1:00							
2:00							
3:00							
4:00							
5:00							
6:00							
7:00							
8:00							
9:00							
10:00							
11:00							
12:00							
13:00							
14:00							
15:00							
16:00							
17:00							
18:00							
19:00							
20:00							
21:00							
22:00							
23:00							

Stuhlprotokoll

Datum	Uhrzeit	Einfuhrmenge und Art	Stuhlentleerung K = kontinent I = inkontinent KM = kleine Menge MM = mittlere Menge GM = große Menge D = dünnflüssig N = normal H = hart	Bemerkungen

7 Sich pflegen

Zum Lebens- und Kompetenzbereich „Sich pflegen“ gehören alle Selbstpflegeerfordernisse für die Körperpflege:

- Reinigung des Körpers durch Waschen, Duschen oder Baden
- Mund- und Zahnpflege
- Pflege von Augen und Ohren
- Haarpflege
- Nagelpflege
- Bartpflege bzw. Rasur

Eine regelmäßige Körperpflege beugt Erkrankungen, insbesondere Hauterkrankungen, vor. Außerdem wird durch eine gründliche Reinigung die Verbreitung von Krankheitserregern verhindert. Neben diesen Funktionen spielt gerade beim „Sich pflegen“ das Wohlfühlen eine große Rolle.

Die Erfordernisse an die Körperpflege sind verschieden. Manche Menschen sind es gewohnt, jeden Tag zu duschen, andere halten einen Badetag in der Woche für ausreichend. Wichtig ist hierbei das individuelle Wohlgefühl.

Gleichzeitig treten wir allerdings mit unserer äußeren Erscheinung anderen Menschen gegenüber, die uns als erstes auf der Ebene des Sehens und des Riechens wahrnehmen. Dabei kann es durchaus zu einer Kluft zwischen individuellem Wohlbefinden und Wohlbefinden der Umwelt kommen. Hier sollte sensibel mit dem Pflegebedürftigen der Dialog gesucht und Unterstützung angeboten werden.

Im Alter kann die Fähigkeit zur Selbstpflege eingeschränkt sein. Neben körperlichen Ursachen spielen dabei auch psychische Komponenten eine Rolle (☞ 7.1). Die Unterstützung bei der Körperpflege sollte nicht kompensatorisch erfolgen. Durch Anleitung und Motivation ist es das Ziel, dass der Pflegebedürftige soweit wie möglich wieder eigenständig für seine Selbstpflege sorgen kann.

Aufgaben der Altenpflege im Bereich „Sich pflegen“ sind:

- Unterstützung und Anleitung bei der Körperpflege
- Beratung und Information hinsichtlich der Bedeutung der Körperpflege
- Anpassung der Körperpflege an aktuelle Bedürfnisse
- Beobachtung der Haut, der Nägel und der Haare
- Bei Bedarf Kontakt vermitteln zum Fußpfleger, Kosmetiker und Friseur

7.1 Anamnese

Kranken-/Pflegeberichte

- Medizinische Diagnosen oder Symptome, die Einfluss auf den Bereich „Sich pflegen“ haben können?
  - Hauterkrankungen?
  - Wunden?
  - Lähmungen?
  - Einschränkungen der Beweglichkeit?
  - Immobilität?
  - Störung der Feinmotorik?
  - Gelenkversteifungen?
  - Frakturen?
  - Schmerzen?
  - Sehstörungen?
  - Harn- und Stuhlinkontinenz?
  - Demenz?
  - Depression?
  - Verwirrtheit?
  - Sonstige?
- Medizinische Therapien, die Einfluss auf den Bereich „Sich pflegen“ haben können?
  - Verbände?
  - Gips?
  - Medikamentennebenwirkungen, z. B. Schwindel?
  - Bettruhe?
  - Sonstige?
- Verminderte körperliche Belastbarkeit?
- Erhöhte Sturzgefährdung?
- Hautzustand?
  - Trocken?
  - Rissig?
  - Fettig?
- Allergien auf Pflegemittel?
- Bestehender Hilfsbedarf bei der Körperpflege?
- Bedarf an Hilfsmitteln für die Körperpflege?

Fragen an den Pflegebedürftigen bzw. die Angehörigen

- Können Sie die Körperpflege selbstständig durchführen?
- Wobei benötigen Sie Unterstützung?
- Wann führen Sie die Körperpflege durch?
- Duschen oder baden Sie oder führen Sie die Körperpflege am Waschbecken durch?
- Welchen Hauttyp haben Sie?
  - Fettig?
  - Trocken?
  - Mischhaut?
- Leiden Sie unter Hautproblemen?
- Haben Sie dagegen etwas unternommen, z. B. Arzt befragt, Cremes ausprobiert?
- Leiden Sie unter Juckreiz?
- Reagieren Sie auf Kosmetika, Reinigungs- oder Hautpflegemittel allergisch?
- Besitzen Sie Hilfsmittel bzw. Prothesen?
- Benötigen Sie Hilfe bei der Versorgung der Prothese bzw. des Hilfsmittels?
- Haben Sie eine Zahnprothese (Teil- oder Vollprothese)?
- Sind Sie stuhl- oder urininkontinent?

- Verwenden Sie in diesem Zusammenhang Hilfsmittel, z. B. Inkontinenzeinlagen?
- Welche Maßnahmen der Körperpflege, z. B. Duschen, Baden, Ganzkörperwaschung führen Sie gewöhnlich
  - wann
  - wie häufig

  durch?
- Wie viel Zeit benötigen Sie täglich für die Körperpflege?
- Mögen Sie das Waschwasser heiß, warm oder kalt?
- Ändern Sie die Wassertemperatur beim Waschen der verschiedenen Körperregionen?
- In welcher Reihenfolge waschen Sie sich?
- Wie häufig wechseln Sie Handtücher und Waschlappen?
- Wie sieht Ihre Intimtoilette aus?
- Benutzen Sie
  - bestimmte Reinigungs- und Pflegemittel?
  - Parfüm?
  - Deo?
  - Aftershave?
  - andere Kosmetika?
- Wie oft waschen Sie sich die Haare?
- Wie oft gehen Sie zum Friseur?
- Benötigen Sie Hilfe beim Kämmen/Frisieren Ihrer Haare?
- Wie führen Sie Ihre Nagelpflege durch (Fingernägel, Fußnägel)?
- Benötigen Sie bei der Nagelpflege Hilfe?
- Gehen Sie regelmäßig zur Fußpflege?
- Wie rasieren Sie sich?
  - Nass?
  - Trocken?
- Wie oft rasieren Sie sich?
- Wie wichtig ist Ihnen das äußere Erscheinungsbild?
- Haben Sie zur Zeit Wünsche bezüglich der Körperpflege, die von Ihren Gewohnheiten abweichen?
- Welche Person darf anwesend sein, wenn Sie Ihre Körperpflege vornehmen?
- Wie und wie oft reinigen Sie Ihre Zähne/Zahnprothese?
- Wann führen Sie die Zahnreinigung durch?
- Benötigen Sie Hilfe bei der Zahnreinigung?
- Wie führen sie Augen- und Ohrenpflege durch, benötigen Sie dabei Hilfe?

Beobachtungen

Beobachten und Beurteilen von
- Hautzustand
- Hautveränderungen
  - Rötungen bei Fieber, Verbrennungen, Entzündungen, Hypertonie, Ekzem
  - Blässe bei Schreck, Angst, Blutungen, Schock, arterielle Durchblutungsstörung, Anämie
  - Ikterus (Gelbfärbung) bei Leberzirrhose, Hepatitis, hämolytische Anämie, Verschluss der Gallenwege
  - Zyanose (Blaufärbung) bei Herz- oder Lungenerkrankung, verminderte Blutzirkulation, Vergiftung

  - Dehydratation (Austrocknung) bei Flüssigkeitsmangel, Nebenwirkung von Diuretika
  - Ödeme (Wasseransammlungen im Gewebe) bei Herzinsuffizienz, Allergie
  - Veränderter Hautturgor (Spannungszustand) bei Flüssigkeitsmangel
  - Veränderte Pigmentflecke bei Melanomverdacht
  - Hyperpigmentierung bei Morbus Addison
- Zustand der Nägel
  - Löffelnägel bei Eisenmangel
  - Verdickung oder Gelbfärbung bei Pilzerkrankung
  - Abgekaute Nägel bei Nervosität, Angst
  - Zyanose (Blaufärbung) bei Durchblutungsmangel, Anämie
  - Spröde und brüchig bei Eisen- oder Kalziummangel, Vitaminmangel
  - Eingewachsene Fußnägel
  - Braunfärbung bei Rauchern
- Zustand der Haare
  - Haarausfall bei Bestrahlung, Kopfhauterkrankung, Stress
- Zustand der Augen
  - Verklebungen bei Bindehautentzündung
  - Hervortretende Augäpfel bei Schilddrüsenüberfunktion
  - Entrundete, weite Pupille bei Glaukomanfall
  - Flackernde Augenlider bei Nervosität
  - Verfärbte Skleren, gelb bei Hepatitis, rot bei Entzündungen
- Körpergeruch
- äußerem Erscheinungsbild

7.2 Pflegeziele

Pflegebedürftiger
- fühlt sich sauber und gepflegt
- fühlt sich wohl
- erleidet keine Infektionen
- ist gegenüber Krankheitserregern abgehärtet
- hat intakte Haut
- wäscht sich soweit wie möglich selbstständig
- erhält erforderliche individuelle Hilfe
- wahrt Selbstbestimmung und Würde im Zusammenhang mit eigener Pflege und Aussehen
- nimmt eigenen Körper und eigenes Aussehen wahr

Die Widerstandskraft des Körpers ist gesteigert.
Veränderungen der Haut/der Haare/der Nägel werden unmittelbar erkannt.

7.3 Pflegeplanung

- Individuelle Gewohnheiten und Bedürfnisse ermitteln
- Fähigkeiten und Ressourcen beim Sich pflegen erfassen
- Pflege- und Unterstützungsbedarf gemeinsam mit Pflegebedürftigen festlegen
- Pflegebedürftigen motivieren, sich möglichst selbstständig zu waschen
- Bei Bedarf aktivierende Hilfestellungen geben
- Erforderliche Hilfe bei Tätigkeiten geben, die selbstständig nicht bewältigt werden können
- Ausreichend Zeit zum Waschen gewährleisten
- Intimsphäre wahren
  - Andere Personen aus dem Zimmer bitten
  - Sichtschutz aufstellen
  - Hilfe bei der Körperpflege möglichst durch Person gleichen Geschlechts
  - Berührungen intimer Körperregionen vorher ankündigen
- Räumliche Umgebung gestalten, z. B.
  - behindertengerechte Ausstattung des Badezimmers
  - Haltegriffe
  - Dusch- oder Badesitze
- Beweglichkeit unterstützen und fördern
- Pflegebedürftigen mobilisieren
- Loben und motivieren
- Gewünschte Reinigungs- und Pflegemittel zur Verfügung stellen
- Bei halbseitiger Vernachlässigung, z. B. durch Apoplex: Stimulieren der betroffenen Seite durch körperorientierte Ganzkörperwaschung nach dem Bobath-Konzept
- Besonders gefährdete Körperregionen bei jeder Körperpflege inspizieren, z. B.
  - Hautfalten wegen Intertrigo
  - Fußzwischenräume wegen Pilzinfektionen
  - dekubitusgefährdete Stellen
- Bei Wunsch des Pflegebedürftigen und wenn aus medizinischen Gründen nichts dagegen spricht: zum

Abschluss beim Duschen oder Waschen kaltes Wasser, um den Kreislauf anzuregen und den Körper abzuhärten

- Erforderliche Prophylaxen beim Waschen durchführen, z. B.
  - Durchbewegen der Gelenke zur Kontrakturenprophylaxe
  - Mundpflege zur Soorprophylaxe
- Hautpflege bei Bedarf, z. B. Eincremen
- Regelmäßige Zahnpflege: nach jeder Mahlzeit oder mindestens zweimal am Tag
- Mundpflege bei Bedarf durchführen
- Zahnprothese/Zahnteilprothese reinigen lassen
- Regelmäßige Intimpflege beim täglichen Waschen, bei inkontinenten Pflegebedürftigen bei Bedarf
- Täglich die Haare kämmen und frisieren
- Bei Bedarf Haare waschen, mindestens einmal wöchentlich
- Besuch beim/vom Friseur nach Wunsch des Pflegebedürftigen
- Bartpflege und Rasieren nach Bedarf und auf Wunsch des Pflegebedürftigen
- Regelmäßige Nagelpflege und bei Bedarf
- Bei Bedarf und auf Wunsch Fußpflege initiieren
- Ohrenpflege bei Bedarf
- Nasenpflege bei Bedarf
- Augenpflege bei Bedarf
- Haut bei jeder Maßnahme der Körperpflege beobachten:
  - Hautfarbe
  - Pigmentveränderungen
  - Hautbeschaffenheit
  - Spannungszustand
  - Veränderungen der Hautanhangsgebilde
- Veränderungen der Haut dokumentieren und weitergeben
- Zustand und Veränderungen der Nägel erfassen
- Zustand und Veränderungen der Haare erfassen
- Veränderungen der Augen erfassen

Basale Stimulation® anwenden
Gezielte Stimulation verschiedener Wahrnehmungsbereiche, um Wahrnehmungs-, Bewegungs- und Kommunikationsfähigkeit zu fördern

Ziele:

- Genesungsprozess im psychischen und physischen Bereich forcieren
- Selbstwahrnehmung verbessern
- Orientierungsmöglichkeiten anbieten
- Interaktion und Kontakt nach außen ermöglichen
- Akzeptanz und Kontakt vermitteln
- Eigenaktivität steigern
- Wahrnehmung des Körperschemas unterstützen

Vorgehen:

- Von der Körpermitte zur Peripherie arbeiten, Symmetrie herstellen, eindeutige Informationen bieten
- Nie beide Hände gleichzeitig vom Körper des Betroffenen lösen, immer eine Hand am Körper lassen
- Kontinuierlichen Kontakt zwischen Pflegebedürftigem und Pflegefachkraft halten
- Hand flächig auflegen, um die Berührungsqualität zu steigern

- Beim Waschen mit dem Pflegebedürftigen kommunizieren
- Massagen zur Anregung der Blutzirkulation
- Stimulieren der Sinnesreize durch gezieltes Einsetzen von Berührungen
- Pflegebedürftigen fragen, welche Art der Berührung für ihn angenehm ist

Intertrigoprophylaxe

Pflegeanamnese

- Risikofaktoren für Intertrigo einschätzen
  - Adipositas?
  - Hautfalten?
  - Schwitzen?
  - Immunschwäche?
  - Diabetes?
- Regelmäßige, gezielte Beobachtung der gefährdeten Hautbereiche

Pflegeziel

- Intakte Haut
- Pflegebedürftiger weiß um Wichtigkeit gezielter Körperpflege und führt diese selbstständig/mit Hilfestellung durch

Pflegeplanung

- Individuell verträgliche Reinigungs- und Hautpflegemittel auswählen
- Haut, besonders in den Hautfalten, trocken halten
- Nach Waschen richtig abtrocknen, bei bestehendem Hautdefekt trockentupfen
- Mullkompressen zwischen Hautfalten einlegen

Pflegeevaluation

- Hautzustand beurteilen
- Mitarbeit des Pflegebedürftigen
- Kann Pflegebedürftiger Maßnahmen eigenständig/mit Hilfe durchführen?

Soor- und Parotitisprophylaxe

Pflegeanamnese
- Risikofaktoren für Soor bzw. Parotitis einschätzen
  - Mundtrockenheit?
  - Geringer Speichelfluss?
  - Nahrungskarenz?
  - Verminderte Nahrungsaufnahme?
  - Atmung durch den Mund?
  - Abwehrschwäche?
  - Reduzierter Allgemeinzustand?
  - Zuckerreiche Ernährung?
  - Antibiotikagabe?
  - Bewusstlosigkeit?
- Regelmäßige gezielte Beobachtung von
  - Mundschleimhaut
  - Schmerzen beim Kauen

Pflegeziele
- Pflegebedürftiger hat belagfreie Mundschleimhaut
- Pflegebedürftiger akzeptiert Maßnahmen
- Führt Mundpflege selbstständig/mit Hilfestellung durch

Pflegeplanung
- Mundpflege nach jeden Mahlzeiten, mindestens jedoch zweimal täglich, durchführen
- Zahnprothesenpflege
- Mehrmals täglich Mundspülungen anbieten
- Speichelfluss anregen durch
  - Zitronensaft
  - Salbeilösung
  - Kamillenlösung
  - desinfizierende Lösung
  - Kaugummi (nicht bei bewusstseinseingeschränkten Personen!)
  - Myrrhentee oder -tinktur
- Mundhöhle bei Nahrungskarenz mit Kamillentee oder Myrrhenlösung auswischen
- Zu trinken anbieten
- Zuckerhaltige Getränke und Speisen vermeiden
- Ohrspeicheldrüse regelmäßig leicht massieren

Pflegeevaluation
- Mundschleimhaut beurteilen
- Zustand der Zunge beurteilen
- Mitarbeit des Pflegebedürftigen einschätzen

7.4 Pflegeevaluation

- Fühlt sich der Pflegebedürftige sauber und gepflegt?
- Fühlt sich der Pflegebedürftige wohl?
- Ist er zufrieden mit der Körperpflege?
- Gestaltet er die Körperpflege mit?
- Erfolgt die Körperpflege gemäß seinen Wünschen?
- Wird seine Widerstandskraft durch die Körperpflege gesteigert?
- Treten Infektionen auf, z.B. Intertrigo, Soor?
- Sind Veränderungen der Haut, Nägel, Haare aufgetreten?
- Hat sich der körperliche Zustand verändert?
- Hat der Pflegebedürftige eine bessere Körperwahrnehmung?
- Ist ausreichend Zeit für ein Gespräch bei der Körperpflege vorhanden?
- Kann sich der Pflegebedürftige selbst waschen?
- Erhält der Pflegebedürftige die individuell erforderliche Hilfe?
- Stehen die gewünschten Reinigungs- und Pflegemittel zur Verfügung?
- Sind alle benötigten Hilfsmittel vorhanden?
- Hat der Pflegebedürftige ausreichend Zeit für seine Körperpflege?
- Ist die Umgebung den individuellen Bedürfnissen entsprechend umgestaltet worden?

7.5 Formulierungshilfen für die Pflegedokumentation

Pflegebedürftiger

- fühlt sich heute besonders wohl, da er gebadet hat
- wollte nach dem Vollbad eingeölt werden
- äußerte heute morgen vollste Zufriedenheit mit seiner Körperpflege
- ist nicht zufrieden mit der Körperpflege, weil
  - er seiner Meinung nach zu oft gewaschen wird
  - er sich stets gehetzt fühlt und nicht genügend Zeit zur Verfügung hat
  - er sich lieber öfters waschen würde
  - er lieber duschen würde als sich am Waschbecken zu waschen
- ist nicht mehr so infektanfällig wie zuvor
- mag kein kaltes Wasser
- hat einen Dekubitus/Soor/Intertrigo entwickelt u. Angabe der Lokalisation
- ist bei der Soorprophylaxe (nicht) kooperativ
- möchte einmal wöchentlich die Haare waschen
- wünscht einen wöchentlichen Besuch eines Fußpflegers
- möchte täglich vor dem Frühstück rasiert werden
- möchte die Prothese nie/nach jeder Mahlzeit gereinigt haben
- hat einen veränderten Hautturgor
- leidet unter eingewachsenen Fußnägeln
- hat seit einigen Wochen Haarausfall
- hat zyanotische Lippen
- hat seit zwei Tagen eine Intertrigo in der Leiste entwickelt
- hat einen Pigmentfleck auf der Stirn, der sich zunehmend dunkel verfärbt
- hat zunehmend gelbe Skleren
- kann sich besser orientieren, seit mit Basaler Stimulation® gearbeitet wird
- plaudert viel beim Vollbad
- schätzt eine Massage der Beine nach dem Waschen
- lehnt zu lange Berührungen beim Waschen ab
- kann sich selbst waschen
- benötigt Hilfe beim Waschen des Rückens/der Beine
- kann sich die Beine waschen, wenn er auf einem Badehocker sitzt
- kann sich wieder alleine kämmen, seit regelmäßig Bewegungsübungen durchgeführt werden
- muss aufgefordert werden, die Prothese richtig zu reinigen
- kann sich besser/schlechter bewegen als letzte Woche
- braucht viel Zeit für das Waschen
- ist beim Waschen kooperativer im Zusammenhang mit Bewegungsübungen als später beim Besuch der Krankengymnastin

Weiterführende Literatur

Altenpflege konkret: Gesundheits- und Krankheitslehre. Elsevier, München, 2003.

Bienstein, Christel/Zegelin, Angelika: Handbuch Pflege. Verlag selbstbestimmtes Leben, Düsseldorf, 1998.

Inhester, Otto/Zimmermann, Ingrid: Ganzkörperwaschung in der Pflege. Schlütersche Verlagsanstalt, Hannover, 1996.

8 Sich kleiden

Bekleidung hat die Funktion des Schutzes vor Kälte, Hitze, Sonneneinstrahlung und Nässe. Gleichzeitig unterstreicht Kleidung die Individualität einer Person, ist Mittel der nonverbalen Kommunikation und hat Signalcharakter. Kleidung und äußere Erscheinung geben dem Gegenüber Information über die innere Einstellung des Menschen, über seine Gruppenzugehörigkeit, seinen Sozialstatus und das Modebewusstsein.

Das äußere Erscheinungsbild eines Menschen wird über drei Sinne wahrgenommen:
- Über den Sehsinn
- Über den Geruchssinn
- Über den Tastsinn

Krankheitsprozesse haben Einfluss auf das äußere Erscheinungsbild. Einschränkungen der Steh- und Gehfähigkeit führen dazu, dass ein selbstständiges An- und Auskleiden nicht mehr möglich ist. Störungen der Beweglichkeit und der Feinmotorik machen z. B. das Schleifenbinden oder das Öffnen und Schließen von Knöpfen zum Problem. Sehstörungen führen dazu, dass der alte Mensch sein äußeres Erscheinungsbild nicht mehr überprüfen kann. Bei Harn- und Stuhlinkontinenz kann der erforderliche häufige Wäschewechsel den Menschen überfordern.

Seelische Krisen und psychiatrische Erkrankungen vermindern die Bedeutung der äußeren Erscheinung für den Betroffenen. Durch den Einfluss, den auch in umgekehrter Richtung die äußere Erscheinung auf den seelischen Zustand hat, ist gerade bei diesen Menschen Unterstützung beim Sich Kleiden wichtig.

Die Aufgaben der Pflegenden in der AEDL „Sich kleiden“ sind:
- Hilfe bei der individuellen Auswahl der Kleidung
- Hilfestellung, um jahreszeitlich entsprechende Kleidung auszuwählen
- Unterstützung beim An- und Ausziehen

8.1 Anamnese

Kranken-/Pflegeberichte

- Medizinische Diagnosen oder Symptome, die Einfluss auf das An- und Auskleiden haben?
  - Frakturen?
  - Lähmungen?
  - Dekompensierte oder schwere Herzinsuffizienz?
  - Demenz?
  - Depression?
  - Steh- und Gehstörungen?
  - Einschränkungen der Beweglichkeit?
  - Immobilität?
  - Sehstörungen?
  - Harn- und Stuhlinkontinenz?
  - Störung der Feinmotorik?
  - Gelenkversteifungen?
  - Rheuma?
  - Arthrose?
  - Osteoporose?
  - Sonstige?
- Medizinische Therapien, die die Selbstpflege beim Sich kleiden beeinflussen?
  - Bettruhe?
  - therapeutische Ruhigstellung, z. B. Gips?
  - Stoma?
  - PEG?
  - Sonstige?
- Unterstützungsbedarf?
  - Beim An- und Auskleiden?
  - Bei der Auswahl der Kleidung?

Fragen an den Pflegebedürftigen bzw. die Angehörigen

- Brauchen Sie Hilfe beim An- und Auskleiden?
- Wer hilft Ihnen beim An- und Auskleiden?
- Können Sie die Kleidung alleine
  - schließen?
  - öffnen?
  - heraufziehen?
  - herunterziehen?
- Können Sie sich bücken?
- Können Sie Ihre
  - Finger
  - Arme
  - Beine

  gut bewegen?
- Leiden Sie unter Bewegungseinschränkungen?
- Zittern Ihre Hände und Finger?
- Können Sie selbst
  - Knöpfe
  - Reißverschlüsse
  - Klettverschlüsse

  öffnen und schließen?
- Verwenden oder benötigen Sie Hilfsmittel?
- Leiden Sie unter Schmerzen?
- Benötigen Sie eine Brille?
- Können Sie alleine die Schuhe schließen?
- Was bedeutet Kleidung für Sie?
- Ist Ihnen Ihr äußeres Erscheinungsbild wichtig?
- Wonach suchen Sie Ihre Kleidung aus?
  - Zweckmäßigkeit?
  - Schönheit?
  - Mode?

  - Ausdruck von Gruppenzugehörigkeit/Status?
- Welche Kleidung tragen Sie bevorzugt?
- Tragen Sie Schmuck oder Accessoires?
- Haben Sie in Ihren Schuhen festen Halt?
- Leiden Sie unter Inkontinenz?
- Tragen Sie Inkontinenzeinlagen?
- Tragen Sie besondere Kleidungsstücke, z. B.
  - Korsett?
  - Kompressionsstrümpfe?
- Fühlen Sie sich durch Ihre Kleidung ausreichend geschützt, um Intimes zu verbergen, z. B.
  - Stoma?
  - Inkontinenzeinlage?
- Wie häufig wechseln Sie Ihre Kleidung?
- Haben Sie ausreichend Kleidung zum Wechseln zur Verfügung?
- Können Sie Ihre Schmutzwäsche selbst waschen?
- Haben Sie für verschiedene Aktivitäten jeweils die passende Kleidung, z. B.
  - Turnhose für Gymnastik?
  - Bandehose/-anzug zum Schwimmen?
  - Mantel zum spazieren gehen?
  - Schlafanzug für die Nacht?
- Haben Sie die Kleidung zur Verfügung, die Sie zu speziellen Anlässen benötigen, z. B.
  - schwarze Kleidung im Trauerjahr?
  - schicke Kleidung für eine Feier?

Beobachtungen

Beobachten und Beurteilen von
- Hautzustand
- Erkältungen
- Würde
- Wohlbefinden

8.2 Pflegeziele

- Pflegebedürftiger
  - kleidet sich entsprechend seiner Fähigkeiten so weit wie möglich selbstständig an und aus
  - erhält erforderliche Hilfe beim An- und Auskleiden
  - erhält die benötigten Hilfsmittel zum An- und Auskleiden, z. B. Knöpfhilfe zum Schließen von Knöpfen, Schuhlöffel
  - erlernt neue Strategien, mit denen er trotz seiner Hilfsbedürftigkeit mehr beim An- und Auskleiden mitwirken kann
  - hat ausreichend Zeit zum An- und Auskleiden
  - bewahrt Selbstbestimmung und Würde im Zusammenhang mit dem An- und Auskleiden sowie mit seinem Aussehen
  - fühlt sich wohl
  - sieht gepflegt aus
  - trägt die Kleidung, die ihm gefällt
  - erfährt Berücksichtigung seiner Wünsche und Gewohnheiten
  - trägt jahreszeitlich angemessene Kleidung
  - erhält Unterstützung beim Waschen und Instandhalten seiner Kleidung
  - trägt bequeme Schuhe, die ihm guten Halt geben
- Die Kleidung verbirgt, was andere nicht sehen sollen
- Die Kleidung ist bequem und für die jeweils anstehenden Aktivitäten geeignet
- Die Kleidung ist pflegeleicht und angenehm zu tragen
- Es steht ausreichend Kleidung zum Wechseln zur Verfügung

8.3 Pflegeplanung

- Fähigkeiten und Ressourcen erfassen
- Individuellen Hilfsbedarfs bestimmen
- Hilfestellung beim An- und Auskleiden geben
- Erforderliche Hilfsmittel zur Verfügung stellen
- Neue Strategien erarbeiten, wie der Pflegebedürftige mehr beim An- und Auskleiden mithelfen kann
- Ausreichend Zeit zum An- und Auskleiden einplanen
- Zu Kleidung raten, die leicht an- und auszuziehen ist
- Gemeinsam Kleidung auswählen
- Jahreszeitliche Anforderungen berücksichtigen
- Bequeme Kleidung aussuchen, die trotzdem schick ist (nicht immer nur Jogginghosen)
- Kleiderschrank regelmäßig überprüfen
- Für Waschen und Instandhalten der Kleidung und evtl. Kauf neuer Kleidung sorgen
- Schuhe auf Sitz und Halt überprüfen
- Bestimmte Hilfsmittel und Vorrichtungen, die der Pflegebedürftige benötigt, z. B. Inkontinenzeinlagen, geschickt verdecken

8.4 Pflegeevaluation

- Ist der Pflegebedürftige zufrieden mit seinem Aussehen?
- Übernimmt der Pflegebedürftige beim An- und Auskleiden die Tätigkeiten selbst, die er ausführen kann?
- Erhält er darüber hinaus die individuell erforderliche Hilfestellung?
- Nimmt der Pflegebedürftige die angebotene Unterstützung an?
- Bleibt die Selbstständigkeit des Pflegebedürftigen erhalten bzw. wird sie gefördert?
- Stehen erforderliche Hilfsmittel zur Verfügung?
- Gelingt es ihm, neue Strategien beim An- und Auskleiden umzusetzen?
- Hat er ausreichend Zeit zum An- und Auskleiden?
- Werden seine Wünsche und Gewohnheiten berücksichtigt?
- Sieht der Pflegebedürftige gepflegt aus?
- Trägt er jahreszeitlich angemessene Kleidung?
- Ist die Kleidung bequem und für alle Aktivitäten des Pflegebedürftigen geeignet?
- Ist die Kleidung pflegeleicht?
- Steht ausreichend Kleidung zum Wechseln zur Verfügung?
- Kaschiert die Kleidung, was der Pflegebedürftige nicht der Öffentlichkeit zeigen möchte?
- Trägt der Pflegebedürftige geeignete Schuhe?

8.5 Formulierungshilfen für die Pflegedokumentation

Der Pflegebedürftige

- zieht sich selbstständig an und aus
- kann sich teilweise selbstständig an-/auskleiden
- kann alleine die Bluse anziehen
- benötigt Hilfe beim An-/Ausziehen der Hose
- benötigt als Hilfsmittel einen Schuhlöffel
- benötigt viel Zeit zum An- und Auskleiden
- hat heute gelernt, sich die Schuhe selbst anzuziehen
- kann sich nicht bücken
- verliert das Gleichgewicht, wenn er auf einem Bein steht (beim Hoseanziehen)
- muss beim An- und Auskleiden sitzen
- muss täglich aufgefordert werden, die Wäsche zu wechseln
- benötigt Hilfe beim Waschen seiner Kleidung
- fühlt sich wohl
- trägt am liebsten Blusen/Hemden zum Aufknöpfen
- trägt gerne Röcke, weil so die Inkontinenzeinlage nicht aufträgt
- trägt gerne weite Pullover, weil so das Stoma gut zu kaschieren ist
- trägt gar nicht gerne Pullover, weil sie wegen der Bewegungseinschränkungen schwer anzuziehen sind
- verträgt keine Wolle direkt auf der Haut
- schwitzt viel und sollte nur dünne Kleidung tragen
- friert leicht und braucht immer eine Strickjacke
- trägt gerne Schmuck
- kann in den neuen Schuhen gut laufen

Weiterführende Literatur

Geisseler, Trudy: Halbseitenlähmung. Hilfe zur Selbsthilfe. Springer Verlag, Berlin, 2005.

9 Ruhen, Schlafen, Entspannen

Phasen von Ruhen, Schlafen und Entspannen wechseln sich beim Menschen mit Phasen der Aktivität und der Beschäftigung ab. Ruhen dient der kurzzeitigen Erholung, Schlafen der Regeneration von Energiepotential und Immunsystem. Ca. 1/3 seines Lebens verbringt der Mensch schlafend. Im Schlaf sind Aufnahme-, Reaktions- und Handlungsvermögen herabgesetzt. Der Mensch ist allerdings, im Unterschied zu Bewusstseinsstörungen, jederzeit erweckbar.

Ältere Menschen benötigen weniger Schlaf als jüngere. Oft reicht ihnen 4 bis 6 Stunden Schlaf aus. Viele verstehen das nachlassende Schlafbedürfnis allerdings nicht und wünschen, 8 Stunden durchgängig zu schlafen. Hier bedarf es der Information und Beratung. Viele alte Menschen schlafen jedoch am Tag und bringen so die Gesamtschlafdauer auf annähernde Werte wie in jungen Jahren.

Schlaf wird erst zum Thema, wenn Probleme auftreten. Schlafprobleme können sehr belastend sein und zu einem Teufelskreis führen. Gerade der unbedingte Wunsch zu schlafen kann das Einschlafen verhindern. Einschlafen zu können bedeutet auch, loslassen und den Schlaf zulassen zu können.

Zur Bekämpfung von Schlafstörungen können Schlaftabletten gegeben werden. Diese haben allerdings eine Reihe von Nebenwirkungen:

- Gewöhnung: Schlafwirkung wird nur noch durch Dosissteigerung erzielt
- Abhängigkeit: körperliche und psychische Entzugssymptome nach Absetzen der Medikamente
- Verändertes Schlafmuster
- Sturzgefahr
- Restwirkung am nächsten Tag

Deshalb sind gerade bei alten Menschen alternative schlaffördernde Maßnahmen zu ergreifen (☞ 9.3).

Im Bereich „Ruhen, schlafen und sich entspannen“ sind Aufgaben der Altenpflege:

- Individuelle Schlafbedürfnisse und -gewohnheiten erfassen und berücksichtigen
- Schlaf beobachten
- Unnötige Unterbrechungen des Schlafs vermeiden
- Schlaffördernde Maßnahmen anbieten und durchführen
- Über Schlaf, Schlafbedürfnisse, schlaffördernde Maßnahmen informieren
- Über Wirkungen und Nebenwirkungen von Schlaf- und Beruhigungsmedikamenten informieren
- Längerfristige Schlafstörungen ggf. interdisziplinär behandeln
- Tagsüber für Zeiten der Ruhe und Entspannung sorgen

9.1 Anamnese

Kranken-/Pflegeberichte

Schlafen

- Medizinische Diagnosen oder Symptome, die das Ruhen und Schlafen beeinflussen können?
  - Nykturie (häufiges nächtliches Wasserlassen), z. B. bei Herzinsuffizienz?
  - Harn- oder Stuhlinkontinenz?
  - Schilddrüsenüberfunktion?
  - Atemwegserkrankungen mit nächtlichem Husten und Auswurf?
  - Akute oder chronische Schmerzen?
  - Erkrankungen mit Bewegungseinschränkungen, die verhindern, dass die gewohnte Schlafposition eingenommen werden kann?
  - Depressionen?
  - Schizophrenie?
  - Morbus Parkinson?
  - Medikamentenabhängigkeit?
  - Sonstige Suchterkrankungen?
  - Demenz?
  - Schlafapnoe?
  - Sonstige?
- Medizinische Therapien, die das Ruhen und Schlafen beeinflussen?
  - Bettruhe?
  - Therapeutische Lagerungen, z. B. zur Dekubitusprophylaxe, bei Dekubitus oder Thrombose?
  - Nebenwirkungen von Medikamenten?
  - Sonstige?
- Sind Schlafstörungen beschrieben?
  - Einschlafstörungen?
  - Durchschlafstörungen?
  - Regelmäßige Einnahme von Schlafmedikamenten?
  - Schlafmedikamente bei Bedarf?
  - Einnahme von Beruhigungsmitteln?
- Bettlägerigkeit
  - Seit wann?
  - Warum?

Wachsein

- Medizinische Diagnosen oder Symptome, die das Wachsein beeinflussen können?
  - Reduzierter Allgemeinzustand, z. B. durch Infektionskrankheiten, Krebserkrankungen, Herzerkrankungen, Anämie?
  - Rekonvaleszenz (Zeit nach einer Erkrankung)?
  - Kachexie (Reduzierter Ernährungszustand)?
  - Diabetes mit häufigem Unterzucker?
  - Depressionen?
  - Sonstige?
- Medizinische Therapien, die das Wachsein beeinflussen?
  - Therapeutische Überforderung?
  - Nebenwirkungen von Psychopharmaka?
  - „Hangover“ nach Schlaftabletten?
  - Nebenwirkungen von Herz-Kreislaufmedikamenten?
  - Sonstige?

Fragen an den Pflegebedürftigen bzw. die Angehörigen

Schlafen

- Schlafen Sie gut?
- Haben Sie Probleme einzuschlafen?
- Wie lange brauchen Sie bis Sie einschlafen können?
- Schlafen Sie durch?
- Wie oft wachen Sie in der Nacht auf?
- Gibt es Ursachen für das nächtliche Aufwachen?
  - Um auf Toilette zu gehen?
  - Schmerzen?
  - Schlechte Träume?
  - Angst?
  - Sonstige?
- Fühlen Sie sich morgens ausgeschlafen?
- Wieviele Stunden Schlaf brauchen Sie?
- Wieviele Stunden schlafen Sie pro Nacht?
- Wieviele Stunden schlafen Sie am Stück?
- Schlafen Sie tagsüber?
  - Wann?
  - Mittagsschlaf?
- Haben Sie das Gefühl, dass bei Ihnen der Tag-/Nachtrhythmus gestört ist?
- Wann gehen Sie gewöhnlich zu Bett?
- Wann stehen Sie auf?
- Haben Sie bestimmte Schlafrituale?
  - Abendgetränk?
  - Lesen?
  - Radio hören?
  - Fernsehen?
  - Entspannungstechniken?
  - Wärmflasche?
  - Fußbad?
  - Sonstige?
- Können Sie selber zu Bett gehen?
- Brauchen Sie Unterstützung bei der Lagerung?
- Benötigen Sie Hilfsmittel, um bequem zu liegen?
  - Nackenrolle?
  - Mehrere Kopfkissen?
  - Zusätzliche Decke?
  - Lagerungshilfsmittel?
  - Höhenverstellbares Kopfteil?
  - Aufrichtevorrichtungen?
  - Sonstige?
- Was tragen Sie im Bett?
  - Schlafanzug?
  - Nachthemd?
  - Unterwäsche?
  - Bettschuhe?
  - Bettjacke?
  - Gar keine Kleidung?
- Wie haben Sie bisher geschlafen?
  - Allein?
  - Ehebett?
  - Pflegebett?
  - Weiche oder harte Matratze?
- Haben Sie Schlafprobleme?
  - Einschlafstörungen?
  - Durchschlafstörungen?
  - Seit wann?
  - Was haben Sie bisher dagegen unternommen?
- Welche Probleme haben Sie aufgrund der Schlafstörungen?
  - Müdigkeit am Tag?
  - Konzentrationsstörungen?
  - Unruhe?
  - Verlangsamtes Denkvermögen?

  - Wortfindungsstörungen?
  - Ungeduld?
  - Reizbarkeit?
  - Sonstige?
- Gibt es Dinge, die Sie stark belasten und die Sie, wenn Sie im Bett liegen, beschäftigen?
  - Angst?
  - Einsamkeit?
  - Unruhe?
  - Konflikte?
  - Lebenskrisen?
  - Trauer?
- Nehmen Sie abends Genussmittel zu sich?
  - Alkohol?
  - Kaffee?
  - Nikotin?
  - Schwer verdauliche Speisen?
- Gibt es Dinge in der Umgebung, die Sie beim Schlafen sehr stören?
  - Straßenlärm?
  - Licht?
  - Zu hohe oder zu niedrige Zimmertemperatur?
  - Sonstige?
- Kennen Sie Entspannungstechniken?
  - Autogenes Training?
  - Yoga?
  - Qi Gong?
  - Fantasiereisen?
  - Progressive Muskelentspannung?
  - Meditation?
  - Sonstige?
- Wenden Sie diese an?
- Nehmen Sie Schlafmedikamente?
- Wissen Sie um Wirkungen und Nebenwirkungen von Schlafmedikamenten?

Wachsein

- Fühlen Sie sich am Tag ausgeruht?
- Schlafen Sie häufig tagsüber ein?
- Leiden Sie am Tag unter Konzentrationsschwierigkeiten?
- Sind Sie tagsüber leicht gereizt?
- Ermüdet Sie alles sehr schnell?

Beobachtungen

Schlafen

Beobachten und Beurteilen von
- Schlafdauer
- Schlafqualität
- Schlafunterbrechungen
- Äußerungen des Pflegebedürftigen bezüglich seiner Nachtruhe
- Anzeichen von Schlafstörungen
- Wirkung schlaffördernder Maßnahmen

Wachsein

Beobachten und Beurteilen von
- Tagesaktivität
- Wohlbefinden
- Ermüdbarkeit
- Konzentration
- Denkvermögen
- Stimmung
- vorhandenen Beschwerden
- Aussehen, z. B. Augenränder
- Anzeichen von Müdigkeit, z. B. Gähnen

9.2 Pflegeziele

Schlafen

Pflegebedürftiger
- schläft ausreichend
- kennt Faktoren, die den Schlaf positiv beeinflussen und wendet diese an
- fühlt sich ausgeruht
- hat einen normalen Tag-/Nachtrhythmus
- sagt, dass er ohne Leidensdruck einschlafen kann
- kennt Entspannungsübungen und wendet diese an
- weiß über Wirkungen und Nebenwirkungen von Schlafmedikamenten Bescheid
- erhält individuelle Unterstützung
- erhält beim Aufsuchen des Bettes Unterstützung
- liegt beim Schlafen bequem
- hat ein Bett, das ihm das selbstständige Hinein- und Hinausgehen ermöglicht
- hat Bettwäsche, in der er sich wohlfühlt

Auf seine Wünsche wird eingegangen.

Wachsein

Pflegebedürftiger
- fühlt sich tagsüber ausgeruht
- kann an Aktivitäten teilnehmen
- kennt Faktoren, die ursächlich für sein Ermüden sind und kann diese verändern
- wirkt frisch und wach

9.3 Pflegeplanung

Schlafen

- Tagsüber geistige und körperliche Anregungen
- Tagesablauf gemeinsam planen und gestalten
- Möglichkeit geben, gewohnte Schlafrituale beizubehalten
- Für ruhige und bequeme Umgebung sorgen
- Geräusche vermeiden
- Nur dezente Nachtbeleuchtung
- Weckzeiten zu den Toilettengängen individuell gestalten
- Für bequeme Lage sorgen
- Lagewechsel zur Dekubitusprophylaxe individuell festlegen
- Am Abend nur leicht verdauliche Speisen und keine Genussmittel
- Vor dem Einschlafen Phase der Ruhe und Besinnung einfügen
- Schlaftagebuch täglich führen lassen (☞ 9.6). Aufführen von
  - Schlaf- und Wachzeiten
  - Aktivitäten
  - Empfindungen
  - vermuteten Gründen für Einschlaf-, Durchschlafstörungen und für gesteigerte Müdigkeit
  - durchgeführten schlaffördernden Maßnahmen
- Unterstützung beim Führen des Schlaftagebuchs
- Hilfestellungen bei der Durchführung schlaffördernder Rituale
- Schlaffördernde Aromatherapie anbieten
  - Bäder
  - Einreibungen
  - Aromalampe

- Snoezelen (☞ Kasten)
- Den Pflegebedürftigen beraten über
  - Faktoren, die den Schlaf beeinflussen
  - Entspannungsmethoden
  - schlaffördernde Maßnahmen
  - Schlafmuster und physiologische Veränderungen im Alter
- Geeignetes Bett zur Verfügung stellen
  - Höhenverstellbar
  - Mit elektrischer Fernbedienung
- Pflegebedürftigen nach seinen Bedürfnissen beim Aufstehen und beim Insbettgehen helfen
- Für angenehme Umgebung sorgen
- Regelmäßiger Wechsel von Bettwäsche und Nachtwäschen, so dass sich Pflegebedürftiger wohl fühlt

Snoezelen

Beim Snoezelen werden einzelne Sinneswahrnehmungen in einer ruhigen, ansonsten reizarmen Umgebung erlebt. Durch diese Sinneswahrnehmung wird Wohlbefinden ausgelöst. Snoezelen ist ein Kunstwort, zusammengesetzt aus snuffelen (niederländisch): schnüffeln, schnuppern und doezelen (niederländisch): dösen, schlafen. Zwei Prinzipien stehen hinter diesem Konzept:

- Das Prinzip der Freiheit: tun und lassen können, was man will (snuffelen)
- Das Prinzip der Entspannung, der Geborgenheit und Zuwendung (doezelen)

Durchführung:

- Einrichtung des Raums z. B. mit
  - Luft- und Wassermatratzen
  - Schaumstoffblöcken
  - Kissen und Decken
  - Planschbecken oder Whirlpool
  - sanfter Beleuchtung
  - Duftquellen, z. B. Aromalampen
- Meditationsmusik
- Materialien, die die Sinneswahrnehmung stimulieren, z. B.
  - Tastbretter
  - Berührungswand
  - Klangwerkzeuge
  - Sternenhimmel
  - Bällchenbad
  - Trockendusche

Wachsein

- Tagesablauf gemeinsam planen und gestalten
  - Belastende Aktivitäten auf ein Minimum reduzieren
  - Notwendige Aktivitäten, z. B. Prophylaxen erklären
  - Bei Ruhe- und Schlafzeiten für störungsfreie Umgebung sorgen
  - Besuche mit Pflegebedürftigen und Angehörigen/Freunden besprechen, damit diese nicht zur Belastung werden
- Belebende Waschungen
  - Mit kühlem Wasser (ca. 27 °C)
  - Entgegen der Haarwuchsrichtung mit nicht zu weichem Waschhandschuh waschen

  - Waschzusätze nutzen, z. B. Zitronensaft, Obstessig, Rosmarin-Bademilch

9.4 Pflegeevaluation

Schlafen

- Ist der Pflegebedürftige am Tag aktiv?
- Fühlt er sich wohl und ausgeschlafen?
- Schläft er nachts?
- Wird dem Pflegebedürftigen dann der Gang zum Bett ermöglicht, wenn er das Bedürfnis zum Ruhen/Schlafen äußert?
- Hat der Pflegebedürftige ein Bett, welches er selbstständig benutzen kann?
- Fühlt der Pflegebedürftige sich in seinem Bett wohl?

Wachsein

- Ist der Pflegebedürftige am Tag aktiv?
- Nimmt er an Aktivitäten teil?
- Schläft er immer wieder ein?
- Ist seine Merk- und Konzentrationsfähigkeit angemessen?

9.5 Formulierungshilfen für die Pflegedokumentation

Schlafen

Pflegebedürftiger
- hat in der letzten Nacht durchgeschlafen
- macht bereits seit Jahren Autogenes Training, dieses hilft ihm auch jetzt beim Einschlafen
- sagt, dass ihn der dreistündliche Lagewechsel stört
- klagt über Schwindel beim Aufstehen
- wollte heute erst um 22.30 Uhr ins Bett, hat solange vor dem Fernseher gesessen
- konnte nicht mehr auf dem Rücken liegen, da er Rückenschmerzen hatte, erhielt Hilfe beim Lagewechsel auf die Seite

Wachsein

Pflegebedürftiger
- nahm am heutigen Sommerfest mit ganzer Aufmerksamkeit teil
- ist heute immer wieder, sogar beim Essen eingeschlafen
- hat heute deutliche Konzentrationsschwierigkeiten aufgrund seiner Müdigkeit
- hat deutliche Ringe unter den Augen und klagt über Müdigkeit
- hat trotz Müdigkeit den Spaziergang mitgemacht, war danach viel wacher

9.6 Schlafzyklus

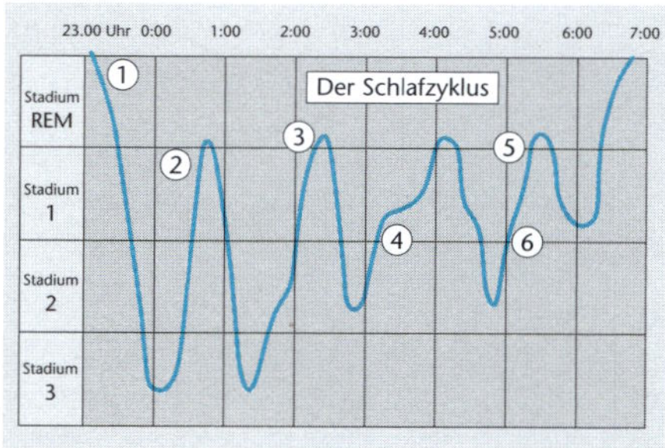

Schematische Darstellung der Schlafzyklen und -phasen einer Nacht beim Gesunden. Jeder Schlafzyklus besteht aus REM und Non-REM-Phasen, wobei die Non-REM-Phasen (Tiefschlafphasen) im Laufe der Nacht kürzer werden. 1. Muskelzucken und unverständliches Reden 2. Häufig ruhelose Beine, besonders bei Schlafmittelentzug 3. Traumphase, schlaffe Muskeln 4. Auftauchen aus dem Tiefschlaf; kann bei seelischen Konflikten zu Bettnässen führen 5. Herumwälzen deutet Übergänge von einer Schlafphase in eine andere an 6. Schlaftiefe nimmt mit zunehmender Schlafdauer ab, während sich Traumphasen verlängern.

Schlafbedarf

Schlafbedarf in verschiedenen Lebens abschnitten

Lebensabschnitt	Schlafbedarf in h
Säugling	18–20
Kleinkind	12–14
Schulkind	10–12
Jugendlicher	8–9
Erwachsener	6–8
Älterer Mensch	Ca. 6

Weiterführende Literatur

Löding, Claudia: Snoezelen. Elsevier, München, 2004.

Kemper, Johannes: Schlafstörungen im Alter erklären und behandeln. Ernst-Reinhard-Verlag, München, 1995.

Morgan, Kevin/Closs, Josè S.: Schlaf – Schlafstörung – Schlafförderung. Ein Praxishandbuch für Pflegende. Hans Huber, 2000.

Riemann, Dieter: Ratgeber Schlafstörungen. Informationen für Betroffenen und Angehörige. Verlag Hogrefe, Göttingen, 2003.

Röschke, Joachim/Mann, Klaus: Schlaf und Schlafstörungen. Beck Verlag, München, 1998.

Schiff, Andrea: Schlafförderung durch atemstimulierende Einreibungen bei älteren Menschen. Eine pflegewissenschaftliche Interventionsstudie. Hans Huber, Bern, 2006.

Schulz, Hartmut (Hrsg): Altern und Schlaf. Hans Huber, Bern, 1997.

Schlaftagebuch

Wochentag	Wie fühlen Sie sich jetzt? 1 – entspannt 2 – ziemlich entspannt 3 – leicht angespannt 4 – ziemlich angespannt 5 – angespannt	Wie ist heute Ihre Leistungsfähigkeit? 1 – sehr gut 2 – gut 3 – geht so 4 – schlecht 5 – sehr schlecht	Haben Sie heute tagsüber geschlafen? Wie lange? Wann?	Wann sind Sie gestern Abend ins Bett gegangen?	Wie lange lagen Sie wach bis Sie einschlafen konnten?	Waren Sie nachts wach? Wie oft? Wie lange?	Wann sind Sie endgültig aufgewacht?	Wann sind Sie endgültig aufgestanden?	Haben Sie am Abend zuvor schlaffördernde Maßnahmen ergriffen? Medikamente? Entspannungstechniken? Sonstiges?
Beispiel:									
Montag	4	3	Ja 1 h 14-15 Uhr	23 Uhr	30 min	Ja, 4 mal 30 min 10 min 2 min 25 min	6.30	7.30	Autogenes Training

10 Für eine sichere und fördernde Umgebung sorgen

10 Für eine sichere und fördernde Umgebung sorgen

Das Sicherheitsbedürfnis ist für den Menschen grundlegend. Ohne Sicherheit ist eine Entfaltung menschlicher Existenz nicht möglich. Zum Sicherheitsbedürfnis des Menschen zählen folgende Aspekte:

- Schutz vor Gefahr
- Geborgenheit
- Vorsorge
- Unabhängigkeit

Der gesunde Körper hat Abwehr- und Schutzfähigkeiten. Haut und Schleimhäute schützen als natürliche Barriere das Eindringen von Krankheitserregern, das Immunsystem vernichtet Erreger und durch Schutzreflexe, z. B. Hustenreflex oder Lidschluss des Auges werden unmittelbare äußere Gefahren abgewendet. Eine wichtige Rolle spielen die Sinne. Hören, Sehen, Riechen, Schmecken und Tasten befähigen den Menschen in Kontakt zu seiner Umwelt zu treten und Gefahren zu erkennen.

Neben den körperlichen Schutzmechanismen haben psychische Faktoren und die Lebenswelt Einfluss auf das Gefühl von Sicherheit. Erfahrungen des Angenommenseins und der Liebe in der Kindheit vermitteln ein Urvertrauen sich selbst und anderen Menschen gegenüber. Fehlen diese Erfahrungen kann das Leben geprägt sein von Misstrauen und Pessimismus. Für Erwachsene ist es allerdings auch möglich, Urvertrauen durch positive Erlebnisse zu gewinnen.

Sicherheit ist auch ein Begriff im sozialen und wirtschaftlichen Kontext. Abgesichert zu sein, wirtschaftlich selbstständig zu bleiben, eingebettet zu sein in ein soziales Netz sind Bedürfnisse, die jeder Mensch hat.

Im Rahmen von Alterungs- und von Krankheitsprozessen kommt es zu Einschränkungen der natürlichen Abwehr. Die Sinnesorgane sind nicht mehr so leistungsfähig, Gebrechen und Sterben rücken ins Bewusstsein. Durch diese Einschränkungen und Erfahrungen kann Sicherheit zu einem zentralen Bedürfnis für ältere Menschen werden.

Die Aufgaben der Pflegenden im Bereich „Für eine sichere und fördernde Umgebung sorgen“ sind präventive Maßnahmen hinsichtlich

- körperlicher Unversehrtheit
- Geborgenheit
- geschütztem Wohn- und Lebensbereich
- sozialer und wirtschaftlicher Sicherheit

10.1 Anamnese

Kranken-/Pflegeberichte

Allgemein

- Medizinische Diagnosen oder Symptome, die die Sicherheit in der Motorik beeinflussen?
  - Morbus Parkinson?
  - Apoplex?
  - Lähmungen?
  - Amputationen?
  - Schwindel?
  - Chronische Schmerzen?
  - Sonstige?
- Beeinträchtigungen der Sinnesorgane (☞ 2.1)
  - Eingeschränkte Sehfähigkeit?
  - Blindheit?
  - Schwerhörigkeit?
  - Gehörlosigkeit?
  - Störungen der Sensibilität?
  - Sonstige?
- Erkrankungen des Nervensystems/der Psyche?
  - Depressionen?
  - Schizophrenie?
  - Halluzinationen?
  - Epilepsie?
  - Sonstige?
- Suchterkrankungen?
  - Alkohol?
  - Medikamente?
  - Drogen?
  - Sonstige?
- Erkrankungen mit Einfluss auf die kognitiven Fähigkeiten?
  - Morbus Alzheimer?
  - Demenz?
  - Sonstige?
- Medizinische Therapien, die die Sicherheit oder das Sicherheitsgefühl beeinflussen?
  - Psychopharmaka?
  - Antikoagulantien (Gerinnungshemmer), z. B. Marcumar?
  - Sonstige?
- Erkrankungen, die zu lebensbedrohlichen Zuständen führen können?
  - Diabetes mellitus?
  - Asthma bronchiale?
  - Insuffizienz von Herz oder Nieren?
  - Leberzirrhose?
  - Lungenemphysem?
  - Sonstige?
  - Welche Maßnahmen sind für den Notfall geplant?
- Regelmäßige Termine bei Ärzten, die unbedingt wahrgenommen werden müssen?
  - Dialyse?
  - Blutgerinnungstest bei Therapie mit Gerinnungshemmern?
  - Sonstige?

Verletzungsgefährdung

- Akute oder chronische Verwirrtheit?
- Kraftlosigkeit?
- Sensibilitätsstörungen?
  - Gestörte Reaktion auf Temperaturreize?
  - Verändertes Lage- und Bewegungsempfinden?
  - Gestörtes Schmerzempfinden?
- Einschränkungen der
  - Sehfähigkeit?
  - Hörfähigkeit?

- Orientierungsstörungen?
- Verlangsamtes Reaktionsvermögen?
- Medikamente mit dämpfender (Neben-)Wirkung?
- Schwindel?

Infektionsgefährdung

- Medizinische Diagnosen oder Symptome, die Einfluss auf das Immunsystem haben?
  - Diabetes mellitus?
  - Hauterkrankungen, z. B. Pilzerkrankung?
  - Erkrankungen der Atemwege, z. B. Asthma, COPD?
  - Blutarmut (Anämie)?
  - Periphere arterielle Durchblutungsstörungen?
  - HIV/AIDS?
  - Sonstige?
- Medizinische Therapien, die Einfluss auf das Immunsystem haben?
  - Medikamente, z. B. Kortison?
  - Chemotherapie?
  - Bestrahlung?
  - Injektionen und Infusionen?
  - Inhalationen?
  - Liegender Blasenverweilkatheter?
  - Tracheostoma?
  - Sonstige?
- Weitere Ursachen für ein geschwächtes Immunsystem?
  - Altersbedingt?
  - Stress?
  - Depression?
  - Schlafmangel?
  - Fehl- und Mangelernährung?
  - Mobilitätseinschränkungen?
  - Großflächige Wunden?

Aspirationsgefährdung

- Medizinische Diagnosen oder Symptome, die Einfluss auf die Schluckfähigkeit haben?
  - Neurologische Erkrankungen, z. B. Apoplex (Schlaganfall), Morbus Parkinson, Multiple Sklerose?
  - Tumore des Mund-/Rachenraums?
  - Entzündungen im Mund-/Rachenbereich?
  - Verletzung im Mund-/Rachenbereich?
  - Bewusstseinsstörungen?
  - Verwirrtheitszustände?
  - Erbrechen?
  - Sonstige?
- Medizinische Therapien, die Einfluss auf die Schluckfähigkeit haben?
  - Tracheostoma?
  - Ernährung über Sonden?
  - Sonstige?

Suizidgefährdung

- Medizinische Diagnosen oder Symptome, die auf eine Suizidgefährdung hinweisen können?
  - Depression?
  - Suchterkrankungen?
  - Chronische Erkrankungen mit anzunehmender Verschlechterung?
  - Chronische Erkrankungen mit starken Behinderungen und Schmerzen?
  - Verwirrtheit?
  - Sonstige?

- Beschreibung folgender Symptome?
  - Rückzug aus sozialen Beziehungen?
  - Autoaggression (selbstverletzendes Verhalten)?
  - Verweigerung von Nahrung, Körperpflege, Kommunikation?
  - Verfassen von Abschiedsbriefen?
  - Äußerungen von Selbsttötungsabsichten?
  - Vorbereitung für suizidale Handlungen, z. B. Sammeln von Tabletten?
  - Sonstige?

Vergiftungsgefährdung

- Medizinische Diagnosen oder Symptome, die auf eine Vergiftungsgefährdung hinweisen können?
  - Akute oder chronische Verwirrtheit?
  - Veränderte Wachheit, z. B. Apathie, Somnolenz?
  - Wahrnehmungsstörungen, z. B. Seheinschränkungen, Störungen des Geschmackssinnes?
  - Suchterkrankung?
  - Sonstige?
- Medizinische Therapien, die eine Vergiftungsgefahr fördern können?
  - Medikamententherapie?
  - Sonstige?

Blutungsgefährdung

- Medizinische Diagnosen oder Symptome, die auf eine Blutungsgefährdung hinweisen können?
  - Hämophilie?
  - Leukämie?
  - Lebererkrankungen, z. B. Leberzirrhose?
  - Sonstige?
- Medizinische Therapien, die eine Blutungsgefährdung fördern können?
  - Antikoagulantien (gerinnungshemmende Medikamente), z. B. Aspirin, Heparin, Marcumar?
  - Sonstige?

Weglaufgefährdung

- Medizinische Diagnosen oder Symptome, die auf eine Weglauftendenz hinweisen?
  - Demenz?
  - Arteriosklerose von Hirngefäßen?
  - Diabetes mellitus mit Stoffwechselentgleisungen?
  - Starke Elektrolytverluste?
  - Starke Schmerzen?
  - Urämie (Harnvergiftung) bei Niereninsuffizienz?
  - Enzephalopathie bei Lebererkrankungen?
  - Herzinsuffizienz mit Mangeldurchblutung des Gehirns?
  - Vergiftungen?
  - Fieber?
  - Sonstige?
- Medizinische Therapien, die zu einer Weglauftendenz führen können?
  - Nebenwirkung von Medikamenten, z. B. Anticholinergika?
  - Sonstige?
- Weitere Ursachen für eine Weglaufgefährdung?

  - Seelische Ursachen, z. B. Trauer, Einsamkeit?
  - Umweltbezogene Ursachen, z. B. plötzlicher Umzug ins Pflegeheim?

Selbst- und fremdverletzendes Verhalten

- Medizinische Diagnosen oder Symptome, die auf selbst- und fremdverletzendes Verhalten hinweisen können?
  - Verwirrtheit?
  - Demenz?
  - Hirnorganische Veränderungen?
  - Psychische Erkrankungen, z. B. Depression, Schizophrenie, Borderlinestörung?
  - Sonstige?
- Weitere Ursachen für selbst- und fremdverletzendes Verhalten?
  - Gewalteinwirkung (Trauma)?
  - Seelische, körperliche Misshandlungen?
  - Gewalteinwirkungen durch Krieg, Vertreibung, Misshandlungen?

Verwahrlosungsgefährdung

- Medizinische Diagnosen oder Symptome, die zu einer Verwahrlosungsgefährdung führen können?
  - Suchterkrankung?
  - Depression?
  - Demenz?
  - Einschränkungen der Sehfähigkeit?
  - Sonstige?
- Weitere Ursachen für Verwahrlosungsgefährdung?
  - Missbrauchserfahrung?
  - Verlusterfahrung, z. B. Verlust des Arbeitsplatzes, naher Angehöriger?
  - Antriebsarmut?

Fragen an den Pflegebedürftigen bzw. die Angehörigen

Verletzungsgefährdung

- Verletzen Sie sich häufig?
- Woran liegt das Ihrer Meinung nach?

Infektionsgefährdung

- Leiden Sie häufig an Infekten?
- Woran liegt das Ihrer Meinung nach?
- Was tun Sie bei Infekten?
- Was tun Sie um Ihre Abwehr zu stärken?
- Leiden Sie unter Stress und Schlafmangel?
- Leiden Sie unter Ängsten, Unzufriedenheit oder Lebenskrisen?

Aspirationsgefährdung

- Verschlucken Sie sich häufig?
- Können Sie dann gut husten?
- Leiden Sie derzeit unter Erbrechen?

Suizidgefährdung

- Wie empfinden Sie Ihr Leben?
- Besteht derzeit eine akute Krisensituation?
- Wie sind Sie in Ihrem Leben mit Krisen umgegangen?
- Was tun Sie jetzt?

- Empfinden Sie Freude und Interesse am Leben?
- Haben Sie soziale Kontakte?
- Was ist Ihnen in Ihrem Leben wichtig?
- Hatten Sie schon einmal Suizidgedanken?
- Haben Sie schon einmal versucht, sich das Leben zu nehmen?
- Nehmen Sie professionelle Hilfe, z. B. Psychotherapie, in Anspruch?
- Welche Hilfe wünschen Sie sich?

Vergiftungsgefährdung

- Welche Medikamente nehmen Sie ein?
- Kommen Sie mit der Dosierung der Medikamente zurecht?
- Wie gehen Sie mit verdorbenen Lebensmitteln um, z. B. mit schimmligem Brot?

Blutungsgefährdung

- Nehmen Sie gerinnungshemmende Medikamente?
- Bluten Sie leicht bei Verletzungen?
- Bekommen Sie schnell blaue Flecke?

Weglaufgefährdung

- Fühlen Sie sich unruhig, getrieben?
- Fühlen Sie sich in dieser Umgebung wohl?

Selbst- und fremdverletzendes Verhalten

- Sind Sie oft aggressiv gegen andere, was Ihnen hinterher Leid tut?
- Haben Sie sich schon einmal selbst verletzt?
  - Mit dem Kopf gegen die Wand geschlagen?
  - Haare ausgerissen?
  - Selbstverletzung durch spitze Gegenstände (Messer, Nadeln)?
  - Selbstverletzung durch Flammen (Kerze), heißes Wasser?

Verwahrlosungsgefährdung

- Können Sie gut für sich selbst sorgen?
- Fühlen Sie sich schnell überfordert?
- Werden Sie den äußeren Anforderungen gerecht?
- Gibt es Dinge, die Sie belasten?
- Leiden Sie unter Antriebsstörungen?
- Haben Sie Kontakt zu anderen Menschen?
- Ziehen Sie sich sehr zurück?
- Essen Sie regelmäßig?

Beobachtungen

Verletzungsgefährdung

Beobachten und Beurteilen von
- Reaktion auf Kälte- und Wärmereize
- Schmerz- und Berührungsempfinden
- Lage- und Bewegungsempfinden
- Fähigkeit, Gegenstände zu ergreifen und zu halten
- Bewegungsabläufen
- Gang
- Haltung

- Störungen des Bewusstseins
- Orientierung zu Ort, Zeit, Person
- Denkfähigkeit
- Urteilsfähigkeit
- Wachheit
- Verletzungsquellen in der Umgebung

Infektionsgefährdung/Hinweis auf Infektionen

Beobachten und Beurteilen von

- Körpertemperatur
- Schweißabsonderung
- Wunden
- Hautbeschaffenheit
- Veränderungen des Allgemeinzustandes, z. B. Schwäche, Mattheit
- Schmerzen, Rötung, Schwellung, Sekretabsonderung, Oberflächenveränderungen bei Haut- und Schleimhautinfektionen
- Veränderungen der Atmung, z. B. Auswurf, Husten
- Veränderungen der Urinausscheidung, z. B. Schmerzen beim Wasserlassen, häufiges Wasserlassen in kleinen Mengen
- Veränderungen der Stuhlausscheidung, z. B. Durchfall
- Übelkeit, Erbrechen

Aspirationsgefährdung/Hinweis auf Aspiration

Beobachten und Beurteilen von

- Bewusstsein
- Mundhöhle
- Husten- und Schluckreflex
- Temperatur

Suizidgefährdung

- Kann der Pflegebedürftige negative Gefühle mitteilen?
- Verhält er sich gereizt und aggressiv?
- Macht er offene oder versteckte Andeutungen für einen Suizid?
- Verfasst er Abschiedsbriefe, ein Testament?
- Unternimmt er ungewöhnliche Aufräumaktionen?
- Verweigert er Nahrungsaufnahme, Körperpflege, Kommunikation?
- Berichtet er über Selbsttötungsabsichten oder Todesphantasien?
- Sammelt er Tabletten?

Beobachten und Beurteilen von

- Orientierung
- Kräfteverfall
- Hilflosigkeit
- Machtlosigkeit
- Körperliche Selbstverletzungen
- Gesundheitsschädigendes Verhalten
- Stimmung und Antrieb
- Schmerzen
- Sozialem Verhalten

Vergiftungsgefährdung

Beobachtung und Beurteilung von

- Orientierung
- Umgang mit Medikamenten
- Umgang mit Gefahren
- einer Suizidgefährdung

Blutungsgefährdung

Beobachtung und Beurteilung von

- Verletzungen

- Nachblutungen
- Blauen Flecken
- Zahnfleischbluten
- Stuhlfarbe (schwarz oder Blutbeimengungen deuten auf Blutung im Magen-Darm-Trakt hin)

Weglaufgefährdung

Beobachtung und Beurteilung von
- Orientierung
- Zurechtfinden in bekannten Räumlichkeiten
- Bewegungsdrang
- Unruhe
- Aggressivität
- Körperlichen und seelischen Veränderungen

Selbst- und fremdverletzendes Verhalten

Beobachtung und Beurteilung von
- Verhalten gegenüber anderen Personen
- Verhalten gegenüber sich selbst
- Verletzungen, Wunden

Verwahrlosungsgefährdung

Beobachtung und Beurteilung von
- körperlicher Erscheinung
- Verhalten gegenüber sich selbst
- Verhalten gegenüber anderen
- Rückzugstendenzen
- Zugang zu den eigenen Gefühlen
- Selbstkontrolle
- chronischen Wunden
- Ernährungszustand
- Zustand der Wohnung/des Zimmers

10.2 Pflegeziele

Verletzungsgefährdung

Pflegebedürftiger
- erkennt Gefahren und kann sich davor schützen
- erleidet keine Verletzungen und Folgeschäden
- kann sich koordiniert und sicher bewegen
- erhält angemessene Unterstützung und Hilfsmittel zur Vermeidung von Gefahren
- fühlt sich vor Gefahren geschützt

Infektionsgefährdung

Pflegebedürftiger
- erleidet keinen Infekt
- erlernt hygienisches Verhalten, z.B. Händedesinfektion
- erhält Unterstützung und Hilfsmittel zur Vermeidung von Gefahren
- kennt Möglichkeiten, seine Abwehrkräfte zu trainieren

Aspirationsgefährdung

Pflegebedürftiger
- ist vor der Gefahr einer Aspiration angemessen geschützt
- erleidet keine gesundheitlichen Schäden
- kennt die Gefahr einer Aspiration
- kennt Maßnahmen zur Verhinderung einer Aspiration und kann diese selbst anwenden

Suizidgefährdung

Pflegebedürftiger
- zeigt Interesse und Aktivität
- verletzt sich nicht selbst
- hat Kontakte
- spricht über seine Suizidgedanken und Gefühle
- erfährt Zuwendung
- fühlt sich verstanden
- unternimmt keine Suizidversuche
- nimmt professionelle Hilfe an

Vergiftungsgefährdung

Pflegebedürftiger
- erkennt Gefahren durch Medikamente und durch verdorbene Lebensmittel
- erhält bei eingeschränkter Fähigkeit Gefahren zu erkennen angemessene Hilfe

Blutungsgefährdung

Pflegebedürftiger
- weiß um die Gefahr starker Blutungen und verhält sich entsprechend
- erleidet keine Blutung
- weiß, wie er bei einer Blutung reagieren soll

Weglaufgefährdung

Pflegebedürftiger
- läuft nicht weg
- findet sich in seinen Räumlichkeiten zurecht
- fühlt sich sicher

Selbst- und fremdverletzendes Verhalten

Pflegebedürftiger
- kann über seine Aggressionen sprechen
- nimmt sich mit diesen Aggressionen an
- verletzt sich nicht selbst
- kann in Kontakt sein mit anderen

Verwahrlosungsgefährdung

Pflegebedürftiger
- ist gepflegt
- führt Körperpflege selbstständig durch
- isst und trinkt ausreichend
- hat Kontakt zu anderen
- nimmt sich selbst wahr
- hat Zugang zu seinen Gefühlen

10.3 Pflegeplanung

Verletzungsgefährdung

- Sicherungen und Halterungen anbringen
  - Haltegriffe bei der Toilette, Dusche
  - Erhöhter Toilettensitz
  - Bei Wunsch des Pflegebedürftigen oder nach richterlicher Anordnung: Bettgitter
  - Bettbügel
  - Transferhilfen
- Für ausreichende Beleuchtung sorgen
- Angemessene Orientierungshilfen schaffen
- Geeignete Kleidung und passendes Schuhwerk (rutschfest, flach) anziehen
- Bei Pflegemaßnahmen mit Badewasser, Wärmflaschen, warmen Speisen und Getränken immer Temperatur prüfen
- Pflegebedürftigen mit neuem Umfeld vertraut machen
- Stolperfallen, z. B. Teppiche, beseitigen
- Persönliche Hilfsmittel bereitstellen
  - Brille
  - Hörgerät
  - Rollator
  - Gehhilfen
- Pflegebedürftigen im Gebrauch der Hilfsmittel anleiten
- Gefährdete Körperstellen besonders schützen
- Dekubitusgefährdete Körperstellen regelmäßig auf Hautschäden überprüfen
- Fuß- und Nagelpflege regelmäßig und sorgsam durchführen
- Wahrnehmungsfähigkeit schulen, z. B. durch Basale Stimulation (☞ 7.3)
- Zum Erkennen und Beseitigen von Gefahrenquellen beraten
- Über Folgen und Gefahren von Sensibilitätsstörungen informieren

Infektionsgefährdung

- Hygieneplan erstellen und umsetzen
- Regelmäßige Verbandswechsel
- Regelmäßige Inspektion von potentiellen Eintrittspforten für Erreger, z. B.

Tracheostoma, Katheter, Sonden, Infusionszugängen
- Hilfe beim Abhusten geben
- Gesundheitsfördernde Maßnahmen erklären
- Über Wichtigkeit von Schutzimpfungen informieren, z. B. Grippeschutzimpfung
- Über ausgewogene, vitaminreiche Kost beraten
- Auf ausreichende Flüssigkeitszufuhr achten
- Über hygienisches Verhalten informieren

Aspirationsgefährdung

- Ausreichend Zeit für Nahrungsaufnahme und für das Trinken geben
- Schluckfähigkeit vorsichtig überprüfen
- Notfallausstattung bereitstellen, z. B. Absauggerät
- Pflegebedürftigen zum Essen in sitzende Position bringen
- Sitz der Zahnprothese überprüfen
- Bei bekannten Schluckstörungen Getränke andicken
- Getränke schluckweise anbieten
- Während des Essens nicht sprechen lassen
- Nahrung langsam mit kleinem Löffel anbieten
- Mund nach dem Essen inspizieren
- Nahrungsreste aus Mund entfernen
- Mund- und Nasenpflege durchführen
- Bei Erbrechen unterstützen: Oberkörperhochlage, Nierenschale bereit halten
- Hilfsmittel in Nähe, z. B. Glocke
- Über Gefahr der Aspiration informieren
- Zum sorgfältigen Kauen anleiten
- Auch Angehörige beraten

Suizidgefährdung

- Gespräche anbieten
- Suizidäußerungen ernst nehmen
- Spezialisten, z. B. Psychiater, Krisendienst einschalten
- Über therapeutische Angebote informieren, z. B. Musik-, Gesprächs- oder Gestalttherapie
- Aktivitäten fördern
- Äußere Ursachen für negative Gefühle wenn möglich beseitigen oder reduzieren
- Hilfe bei der Schmerzbewältigung
- Wunsch nach Rückzug respektieren
- Positives Erleben stärken
- Gemeinsam Tagesablauf planen

Vergiftungsgefährdung

- Potentielle Gefahrenquellen beseitigen, z. B. Putzmittel einsperren
- Beim sachgemäßen Umgang mit Lebensmitteln unterstützen
- Vorräte an Lebensmitteln überprüfen
- Medikamente stellen und auf Einnahme achten
- Hilfsmittel zur Verbesserung der Wahrnehmung bereitstellen, z. B. Brille
- Über das Verhalten im Notfall informieren

Blutungsgefährdung

- Anleitung des Pflegebedürftigen bei Antikoagulantientherapie (Therapie

mit gerinnungshemmenden Medikamenten):
  - Sofortiges Informieren des Pflegepersonals bei Verletzungen mit länger andauernden Blutungen, bei Schwarzverfärbung des Stuhls, bei Rotfärbung des Urins, bei Schleimhautblutungen aus Mund und Nase, bei Gelbsucht
  - Bei Arzt- bzw. Zahnarztbesuch auf Antikoagulantientherapie hinweisen und z. B. Marcumarpass vorlegen
  - Marcumarpass immer bei sich haben
  - Medikamente regelmäßig einnehmen
  - Regelmäßig Blutwerte bestimmen lassen
  - Keine Medikamente wie Aspirin, Abführmittel oder Vitaminpräparate eigenmächtig einnehmen
  - Weiche Zahnbürste verwenden
  - Bei Männern: Trockenrasur
  - Nahrungsmittel sollen nicht zuviel Vitamin K enthalten, z. B. keine reinen Obst- oder Gemüsetage, nur wenig Kohl, Salat, Blattgemüse, Spinat essen
- Blutungen vermeiden
  - Alle Mitarbeiter und Ärzte über erhöhte Blutungsgefährdung informieren
  - Bei blutenden Wunden Druckverband anlegen
  - Keine i. m.-Injektionen
  - Keine rektale Temperaturmessung, keine Klysmen oder Einläufe
  - Auf regelmäßige Medikamenteneinnahme achten
  - Regelmäßige Blutwertkontrollen organisieren
  - Vitamin K-Ampullen bzw. -tropfen als Gegenmittel zu Marcumar bereithalten
- Auf weichen Stuhl achten
- Auf Farbe des Stuhlgangs achten, bei Teerstuhl (schwarz) oder Blutbeimengungen Arzt informieren

Weglaufgefährdung

- Feste Bezugspersonen
- Bisherige Lebensgewohnheiten in Tagesablauf integrieren
- Selbstwertgefühl stärken, z. B. durch Ausführen kleiner Aufgaben (Tisch decken, Blumen gießen)
- Krankheitsbedingte Störungen behandeln lassen
- Äußerungen von Schmerzen ernst nehmen und für Schmerzbeseitigung sorgen
- Erinnerungen aus der Kindheit, z. B. durch Lieder, Gedichte, wecken
- Gemeinsam den Tag strukturieren
- Möglichkeiten zur Bewegung und zur Beschäftigung anbieten
- Soziale Kontakte fördern
- Die Welt, in der der Pflegebedürftige lebt, als seine Realität akzeptieren

Selbst- und fremdverletzendes Verhalten

- Vertrauen schaffen
- Feste Bezugspersonen
- Selbstwertgefühl fördern, z. B. durch Übernahme kleiner Dienste

- Überforderungen erkennen und vermeiden
- Therapeutische Unterstützung initiieren
- Individuelle Schutzmaßnahmen ergreifen lassen
  - Handschuhe bei Nägelbeißen und Kratzen
  - Helm beim Kopfschlagen
  - Sorgfältige Nagelpflege bei Nägelbeißen und Kratzen
  - Spitze Gegenstände, z. B. Scheren, Messer, Nadeln, entfernen
  - Ansammeln von Medikamenten verhindern
- Bei aggressivem Verhalten:
  - Klares Nein aussprechen
  - Pflegebedürftigen direkt ansprechen, Augenkontakt suchen
  - Beruhigend sprechen
  - Bei Bedarf Hilfe holen
  - Keine körperlichen Berührungen
  - Selbstschutz, z. B. nicht den Rücken zuwenden
  - Rückzugsmöglichkeiten anbieten
  - Besonderer Raum, z. B. Snoezelen-Raum anbieten
- Fixierung, nur, wenn alle anderen Möglichkeiten ausgeschöpft sind bei
  - Notwehr: akute, nicht zu beherrschende Gewalttätigkeit
  - Notstand: akute, unvorhergesehene Suizidgefahr
  - Einwilligung des Betroffenen oder des gesetzlichen Betreuers
  - Fixierungsprotokoll führen mit Name des Betroffenen, Grund und Art der Fixierung, Zeitdauer, Name des anordnenden Arztes, evtl. verordnete Medikamente, notwendige Überwachungsmaßnahmen
  - Richterlichen Beschluss einholen

Verwahrlosungsgefährdung

- Feste Bezugsperson
- Mit Pflegebedürftigen über Anforderungen und Bedürfnisse bei der Grundpflege/beim Essen sprechen
- Bei der Körperpflege unterstützen
- Unterstützung beim Zurechtlegen sauberer Wäsche
- Hauswirtschaftliche Hilfe organisieren
- Ambulante Hilfen vermitteln
- Ggf. Antrag auf Betreuung initiieren
- Pflegebedürftige beobachten und bei Bedarf Unterstützung anbieten

Sturzprophylaxe

Anamnese
- Krankheits- oder therapiebedingte Einschränkungen von Bewegungsabläufen?
- Wahrnehmungsstörungen?
- Störungen der örtlichen Orientierung?
- Verlangsamtes Reaktionsvermögen?
- Gleichgewichtsstörungen, Schwindel?
- Neurologische Störungen, z. B. Krampfanfälle, Nervenstörungen?
- Hormonelle Störungen, z. B. Über- oder Unterfunktion der Schilddrüse?
- Medikamente, z. B. Psychopharmaka, Medikamente gegen Brechreiz?
- Flüssigkeitsmangel?
- Verwirrtheit, Demenz?

Fragen an den Pflegebedürftigen bzw. seine Angehörigen
- Sind Sie in der Vergangenheit schon einmal gestürzt?
- Aus welchen Gründen kam es zum Sturz?
- Welche Folgen hatte das Stürzen für Sie?
- Haben Sie Angst, dass so etwas wieder passiert?
- In welchen Situationen besteht für Sie die Gefahr eines Sturzes?
- Machen Sie seit diesem Sturz etwas anders?
- Ist Ihnen beim Aufstehen schwindlig?
- Benötigen Sie Hilfsmittel zur Fortbewegung und wie kommen Sie mit diesen zurecht?
  - Rollator?
  - Gehhilfen?
  - Rollstuhl?
  - Sonstige?
- Welche Hilfen benötigen Sie?

Beobachtungen
Beobachten und Beurteilen von
- Bewegungsabläufen
- Gang
- Haltung
- Orientierung zu Ort, Zeit und Person
- Störungen des Bewusstseins
- Denkfähigkeit
- Urteilsfähigkeit
- Wachheit
- Gefährdungen, z. B. Unfallquellen, unzweckmäßige Kleidung

Pflegeziele
Pflegebedürftiger
- erkennt Gefahren und kann sich davor schützen
- erleidet keine Verletzungen und Folgeschäden
- kann sich koordiniert und sicher bewegen
- hat keine Schmerzen bei der Bewegung
- hat zweckmäßige Kleidung an

Pflegeplanung
- Sicherungen und Halterungen anbringen
  - Haltegriffe bei der Toilette, Dusche
  - Erhöhter Toilettensitz

  - Bei Wunsch des Pflegebedürftigen oder nach richterlicher Anordnung: Bettgitter
  - Bettbügel
  - Transferhilfen
- Für ausreichende Beleuchtung sorgen
- Angemessene Orientierungshilfen schaffen
- Geeignete Kleidung und passendes Schuhwerk (rutschfest, flach) anziehen
- Stolperfallen, z. B. Teppiche, beseitigen
- Pflegebedürftigen mit neuem Umfeld vertraut machen
- Stufen, Schwellen überbrücken
- Lose Kabel so legen, dass sie nicht gefährden
- Rutschfeste Matten für Badewanne und Dusche
- Bei beweglichen Möbeln evtl. Rollen entfernen
- Persönliche Hilfsmittel bereitstellen
  - Brille
  - Hörgerät
  - Rollator
  - Gehhilfen
- Wahrnehmungsfähigkeit schulen, z. B. durch Basale Stimulation
- Gehfähigkeit schulen durch krankengymnastische Übungen
- Pflegebedürftigen im Gebrauch der Hilfsmittel anleiten
- Für ausreichende Flüssigkeitszufuhr sorgen
- Hausnotrufsystem schaffen
- Klingel in Reichweite des Pflegebedürftigen
- Bei aufgetretenem Sturz: Sturzbericht verfassen

Pflegeevaluation
- Ist der Pflegebedürftige frei von Stürzen?
- Hat er Sturzhinweise, z. B. Verletzungen, Hämatome?
- Bewegt er sich sicher?
- Äußert er Angst davor hinzufallen?

Formulierungshilfen für die Pflegedokumentation

Pflegebedürftiger
- bewegt sich sicher
- ist heute erneut beim Versuch selber auf Toilette zu gehen gestürzt (siehe Sturzbericht)
- hat Angst davor hinzufallen, geht deshalb nicht mehr alleine zur Toilette
- erhielt Hilfe beim Gehen
- erhielt Unterweisung in die neuen Räumlichkeiten

10.4 Pflegeevaluation

Verletzungsgefährdung

- Ist der Pflegebedürftige verletzungsfrei?
- Ist er orientiert?
- Erkennt er Gefahren und weiß zu reagieren?

Infektionsgefährdung

- Ist der Pflegebedürftige frei von Infekten?
- Hat er einen angemessenen Kräfte- und Ernährungszustand?
- Wie ist der Zustand von Wunden und potentiellen Eintrittsstellen für Erreger, z. B. Tracheostoma, Katheter, Sonden, Infusionszugängen?

Aspirationsgefährdung

- Wie ist das Bewusstsein des Pflegebedürftigen?
- Wie ist sein Allgemein- und Ernährungszustand?
- Kann der Pflegebedürftige problemlos schlucken?
- Wie sehen Mund- und Rachenraum aus?

Suizidgefährdung

- Wie äußert sich der Pflegebedürftige zu seinem Befinden?
- Ist der Pflegebedürftige motiviert oder erscheint er antriebsarm?
- Hat der Pflegebedürftige soziale Kontakte?
- Kennt er Möglichkeiten zur Krisenbewältigung?

Vergiftungsgefährdung

- Ist der Pflegebedürftige orientiert?
- Wie ist sein Bewusstsein?
- Welches Gefahrenpotenzial hat seine Umgebung?

Blutungsgefährdung

- Nimmt der Pflegebedürftige die Medikamente regelmäßig?
- Blutet der Pflegebedürftige?
- Erleidet er schnell Blutergüsse?
- Weiß er über die Bedeutung und die möglichen Komplikationen der Therapie mit Marcumar bescheid?

Weglaufgefährdung

- Ist der Pflegebedürftige unruhig und läuft hin und her?
- Ist er sich selbst gegenüber und gegenüber anderen aggressiv?
- Fühlt er sich sicher?
- Fühlt er sich verstanden?

Selbst- und fremdverletzendes Verhalten

- Zeigt der Pflegebedürftige Aggressionen gegenüber anderen oder gegenüber sich selbst?
- Verfügt er über Strategien, mit diesen Aggressionen umzugehen?
- Verletzt er sich selbst?
- Kann er über seine Aggressionen sprechen?

10.5 Formulierungshilfen für die Pflegedokumentation

Verletzungsgefährdung

Pflegebedürftiger
- hat sich heute beim Öffnen einer Dose in den Finger geschnitten
- hat jetzt feste Schuhe bekommen, so dass er einen sicheren Stand hat
- hat sich selbst Wärmflasche gemacht mit zu heißem Wasser. Haut um Nabel gerötet. Ihm wurde gesagt, dass er nicht so heißes Wasser benutzen soll.

Infektionsgefährdung

Pflegebedürftiger
- erhielt heute Einweisung in gesundheitsförderliches Verhalten
- hatte heute hohes Fieber. Hausarzt wurde informiert. Nach angeordneten Wadenwickeln ist das Fieber heruntergegangen.
- schwitzt sehr stark. Mehrmals wurden die Kleidung und die Bettwäsche gewechselt.
- gab an, dass ihm die kalten Waschungen gut getan haben.

Aspirationsgefährdung

Pflegebedürftiger
- kann breiige Kost problemlos schlucken
- kann Flüssigkeiten nur angedickt zu sich nehmen
- hat sich beim Trinken verschluckt
- musste abgesaugt werden

Suizidgefährdung

Pflegebedürftiger
- äußerte heute, dass es ihm gut geht
- zieht sich sehr zurück und will zu niemandem Kontakt haben
- sagt, das ganze Leben sei sinnlos und er wolle sterben
- lehnt angebotene Unterstützung ab
- will sich die Teilnahme an der Musiktherapie noch einmal überlegen

Vergiftungsgefährdung

Pflegebedürftiger
- hat schimmliges Brot zu sich genommen. Wurde über die Gefahr durch verdorbene Nahrungsmittel informiert.
- nimmt alle Tabletten durcheinander. Tabletten bitte unbedingt einzeln geben.

Blutungsgefährdung

Pflegebedürftiger
- hat heute Nasenbluten gehabt. Nach Kälteauflage besser.
- klagt über starkes Zahnfleischbluten. Ihm wurde eine weichere Zahnbürste empfohlen.
- erhielt nochmals Informationen zur Marcumartherapie

Weglaufgefährdung

Pflegebedürftiger
- war heute Nacht sehr unruhig. Ist immer wieder aufgestanden und wollte auf Arbeit gehen.
- ist nicht mehr so unruhig wie gestern

Selbst- und fremdverletzendes Verhalten

Pflegebedürftiger

- sagt, dass er mit seinen aggressiven Zügen besser zurecht kommt
- war heute sehr aggressiv gegenüber seinem Zimmernachbarn. Der Streit konnte durch mein Vermitteln geschlichtet werden.
- hat sich mit einer Schere selbst am Unterarm verletzt. Er ist sehr enttäuscht von sich selbst.

Weiterführende Literatur

Bergen, Peter: Hygiene in Altenpflegeeinrichtungen. Elsevier, München, 2003.

Checklisten Pflegeplanung. Elsevier, München, 2006.

Ehrmann, Marlies: Pflegevisite in der ambulanten und stationären Altenpflege. Elsevier, München, 2005.

Grond, Erich: Die Pflege verwirrter alter Menschen. Psychische Alterskranke und ihre Helfer im menschlichen Miteinander. Lambertus Verlag, Freiburg, 1996.

Kamphausen, Ulrich: Prophylaxen in der Pflege. Kohlhammer, Stuttgart, 2003.

Protz, Kerstin: Moderne Wundversorgung. Elsevier, München, 2005.

Schell, Werner: Betreuungsrecht & Unterbringungsrecht. Brigitte Kunz Verlag, Hagen, 1999.

Zimmermann, Walter: Betreuungsrecht. DTV-Beck, Vahlen, 2004.

11 Sich beschäftigen

Der Lebensbereich „Sich beschäftigen“ umfasst

- die allgemeine, berufliche und persönliche Bildung
- die berufliche Arbeit
- Familienleben und Hausarbeit
- Freizeitgestaltung und Hobbys

Ein gesundes Verhältnis zwischen Aktivität und Passivität und zwischen Anspannung und Ruhe ist notwendig. Individuelle Vorlieben und Gewohnheiten, aber auch die eigene Emotionalität bestimmen dieses Verhältnis. Nicht nur der quantitative Rahmen von Sich beschäftigen auf der einen und Ruhen auf der anderen Seite ist individuell, sondern auch der qualitative. So sind manche Menschen mit sich und der Welt zufrieden, wenn sie alleine mit einem Buch oder mit Musik sind, andere wiederum blühen erst richtig auf, wenn viele Menschen um sie herum sind. Aber auch hier brauchen alle Menschen beides: mit sich und unter anderen sein.

Im Laufe des Lebens ändert sich die Bedeutung des Begriffs „Beschäftigung“. Im Kindesalter stehen Spiel, Erkundung der Welt und Möglichkeiten zum Austoben im Vordergrund. Erwachsene finden ihren Platz im Beruf und gehen in der Freizeit ihren Hobbys nach. Sie versuchen, einen Ausgleich zwischen Arbeit und Erholung zu finden. Der Ausstieg aus der Berufswelt wiederum ist ein einschneidendes Lebensereignis. Wie kann die jetzt freie Zeit gut genutzt werden? Tritt Langeweile auf? Bin ich ohne Arbeitsleistung der Gesellschaft noch wichtig?

Körperliche Einschränkungen können, wenn es dadurch unmöglich wird, den eigenen Interessen und Hobbys nachzugehen, zu einer schweren Belastung werden. Jahrelang gepflegte Hobbys können plötzlich nicht mehr ausgeübt werden. Das ist schmerzhaft und mit Trauer verbunden. Gleichzeitig ist es wichtig, neue Beschäftigungsmöglichkeiten für sich zu entdecken, die einem wieder Lebensfreude geben.

Die Aufgaben der Pflegenden in der AEDL „Sich beschäftigen“ sind:

- Interessen und Hobbys der Pflegebedürftigen erkennen und fördern
- Beschäftigungsangebote machen
- Mobilität gewährleisten
- Soziale Kontakte, z. B. zu anderen Pflegebedürftigen, zu bestehenden Gruppen, vermitteln
- Für Beschäftigungsangebote notwendige Materialien bereit stellen
- Förderliche Gestaltung der Umgebung

11.1 Anamnese

Kranken-/Pflegeberichte

- Medizinische Diagnosen oder Symptome, die den Bereich „Sich beschäftigen“ beeinflussen können?
  - Lähmungen?
  - Bettlägerigkeit?
  - Psychiatrische Erkrankungen, z. B. Depression, Demenz?
  - Neurotische Störungen, z. B. Zwänge, Phobien?
  - Geistige Behinderungen?
  - Störungen der Grob- oder der Feinmotorik?
  - Einschränkungen der Sinnesorgane?
  - Sprech- und Sprachstörungen?
  - Chronische Erkrankungen mit Einschränkungen der Belastbarkeit, z. B. Herzinsuffizienz, Lungenerkrankungen?
  - Schmerzen?
  - Urin- oder Stuhlinkontinenz?
  - Sonstige?
- Medizinische Therapien, die die Fähigkeit zur Beschäftigung beeinflussen können?
  - Bettruhe?
  - Wundverbände?
  - Gipsverband?
  - Infusionstherapie?
  - Psychopharmaka?
  - Sonstige?
- Störungen von
  - Kommunikationsfähigkeit?
  - Antrieb?
  - Tag-Nacht-Rhythmus?

Fragen an den Pflegebedürftigen bzw. die Angehörigen

- Welche Hobbys haben Sie?
- Welche Hobbys hatten Sie früher und welche davon können Sie nicht mehr ausüben? Warum?
- Ist Ihnen oft langweilig?
- Welche Talente haben Sie?
  - Spielen Sie ein Musikinstrument?
  - Singen Sie gerne?
  - Sind Sie handwerklich begabt?
  - Machen Sie gerne Handarbeiten?
  - Kochen und backen Sie?
  - Tanzen Sie?
  - Schauspielern Sie?
- Haben Sie Ihre Hobbys zusammen mit anderen Menschen ausgeübt?
- Sind Sie in einem Verein? In welchem?
- Haben Sie Kurse in der Volkshochschule oder anderen Bildungseinrichtungen besucht?
- Lesen Sie gerne? Was mögen Sie da besonders?
- Sehen Sie gerne fern? Welche Sendungen bevorzugen Sie?
- Hören Sie gerne Musik? Welche Musik? Welche Radiosender?
- Spielen Sie gerne, z. B. Gesellschaftsspiele?
- Suchen Sie Geselligkeit oder sind Sie lieber für sich?
- Welchen Beruf haben Sie ausgeführt?
- Hat der Beruf Ihnen Freude gemacht?
- Haben Sie Familie?

- Was wünschen Sie sich für Ihre Aktivitäten?
- Welche Unterstützung benötigen Sie?
- Benötigen Sie Hilfsmittel um diese Aktivitäten durchzuführen?
- Welche Dinge tun Sie überhaupt nicht gerne?

Beobachtungen

Beobachten und Beurteilen von
- Fähigkeiten
- Begabungen
- Interessen
- Motivation
- Belastungsfähigkeit
- Konzentrationsfähigkeit
- körperlichen Einschränkungen
- Sinneswahrnehmung
- Kommunikationsfähigkeit
- seelischem Zustand
- Hirnleistung
- Orientierung
- Äußerungen des Pflegebedürftigen
- Mimik
- Körperhaltung
- Gefühlsäußerungen

11.2 Pflegeziele

Pflegebedürftiger
- äußert Interesse
- zeigt Lebensfreude
- beteiligt sich an Aktivitäten
- hat befriedigende Beschäftigung gefunden
- weiß Dinge zu tun, die ihm Spaß machen
- hat Kontakt zu anderen Menschen
- nimmt am sozialen Leben teil
- hat für ihn befriedigende Mischung von Aktivität und Ruhe
- zeigt Selbstwertgefühl
- äußert Entspannung

11.3 Pflegeplanung

- Förderung der Selbstständigkeit und der Selbstbestimmung
- Bei Einschränkungen Unterstützung anbieten
- Beschäftigungsangebote und Interessen gemeinsam überprüfen
- Zur Wiederaufnahme ehemals ausgeübter Hobbys ermutigen
- Kontakt zu Menschen mit gleichen Interessen vermitteln
- Möglichkeiten zum Rückzug aufweisen
- Einflussmöglichkeiten auf Tagesstruktur auch im stationären Bereich geben
- Hilfsmittel bereitstellen, z. B.
  - Brille
  - Lupe
  - Hörgerät
  - Kopfhörer
  - Großdruckbücher
  - Buchhalterung
  - Rollstuhl
  - Gehhilfen
  - Rollator
  - Griffverdickungen für Stifte
- Über therapeutische Angebote informieren, z. B.
  - Ergotherapie
  - Gestalttherapie
  - Kunsttherapie
  - Musiktherapie
  - Biografiearbeit
- Über gemeinsame Aktivitäten informieren
- Beschäftigungsmöglichkeiten für bettlägerige Menschen anbieten:
  - Malen
  - Zeichnen
  - Papierarbeiten
  - Geduldsspiele
  - Rätsel
  - Schreibspiele
- Umgebung des Pflegebettes gestalten, z. B.
  - Fotos
  - Blumen
  - Farben
  - Bilder
- Für die Beschäftigung im Bett
  - Bett in Sitzposition
  - Betttisch
  - Lesegestell
  - Abdecktuch zum Schonen der Bettwäsche
- Wohnung behindertengerecht gestalten, z. B.
  - Handgriffe anbringen lassen
  - Rampen

  - Wichtige Dinge, z. B. Bücher in unmittelbare Reichweite
- Mitgestaltung der Räumlichkeiten im stationären Bereich
  - Sessel, Sitzgruppen im Aufenthaltsraum
  - Wohnküchen zum gemeinsamen Kochen und Essen
  - Grünpflanzen
  - Wechselnde Ausstellungen
  - Gärten
- Notwendige Hilfsmittel für Beschäftigung besorgen, z. B.
  - Telefon
  - Computer
  - Internetanschluss
  - Bücher
  - Malutensilien
  - Hörkassetten/-CDs
  - Zeitungen, Zeitschriften
  - Radio
  - Fernseher
- Beschäftigungen im Haushalt anregen, z. B.
  - Einkaufen
  - Kochen
  - Tisch decken
  - Putzen
  - Bügeln
- Gemeinsam Feste feiern
  - Jahreszeitliche und religiöse Feiern
  - Geburts- und Namenstage
  - Regionale Feste
- Gesellschaftsspiele anbieten
- Ausflüge und Reisen organisieren
- Vorträge und Seminare organisieren

Planung und Durchführung von Gruppenarbeiten

Phase 1: Bestandsaufnahme
- Welche Gruppenaktivitäten gibt es bereits?
- Welcher Bedarf besteht?
- Wie setzt sich die Zielgruppe zusammen?
- Wieviel Personal steht zur Verfügung?
- Über welche Fachkompetenz verfügt das Personal?
- Welche Räumlichkeiten stehen zur Verfügung?

Phase 2: Planung
- Welche Ziele sollen verfolgt werden?
- Welche Beschäftigung steht im Mittelpunkt?
- Worüber soll geredet werden?
- Wie sollen die Themen vermittelt werden?
- Wer übernimmt die Gruppenleitung?
- Wie sollen potentielle Teilnehmer von dieser Gruppe erfahren?
- Was wird benötigt an Möbeln, Hilfsmitteln, Medien?
- Welche möglichen Probleme können auftreten?
- Konkrete Definition des Angebots, z. B.

Titel: Spielenachmittag
Termin: mittwochs 15:00–16:30 Uhr
Ort: Aufenthaltsraum
Teilnehmer: alle Bewohner
Leitung: Frau Bauer
- Unterstützung beim Hin- und Rücktransport
- Programm

- Für einzelne Programmpunkte Zeitrahmen festlegen
- Auswertungsrunde
- Vorausschau auf das nächste Treffen

Phase 3: Auswertung
Fragen an die Teilnehmer:
- Was hat Ihnen gut gefallen?
- Was hat Ihnen nicht gefallen?
- Was können Sie aus den heutigen Erlebnissen mit nach Hause nehmen?
- Welche Erlebnisse oder welche Erkenntnis waren besonders einprägsam für Sie?

11.4 Pflegeevaluation

- Wie geht es dem Pflegebedürftigen?
- Ist er aktiv?
- Übernimmt er Initiative?
- Äußert er Langeweile?
- Hat er soziale Kontakte?
- Fühlt er sich mit seinen Wünschen und Interessen angenommen?

11.5 Formulierungshilfen für die Pflegedokumentation

Pflegebedürftiger
- war ganz begeistert von der Weihnachtsfeier
- engagiert sich in der Theatergruppe
- hat seit seinem Dabeisein im Tanzkreis viel mehr Selbstbewusstsein
- lehnt alle Beschäftigungsangebote ab. Will allein sein.
- äußerte heute große Langeweile. Ihm wurden verschiedene Beschäftigungsangebote gemacht. Er will sich das noch einmal überlegen.
- hat sich heute stundenlang mit einem Mitbewohner unterhalten und ist dabei richtig aufgeblüht
- engagiert sich im Heimrat
- hatte heute Besuch von seinen Enkeln und spielte mit diesen Mensch-ärgere-dich-nicht
- saß die ganze Zeit im Stuhl und wusste nichts mit sich anzufangen. Lehnte jegliche Hilfen ab.
- ist antriebsarm und traurig
- war ganz vergnügt beim Plätzchenbacken

Weiterführende Literatur

Dellermann, Karin/Engermann, Gabriele: Aktivierungskarten für die Seniorenarbeit. Elsevier, München, 2006.

Erinner' Dich. 36 Paare suchen und finden. Elsevier, München, 2006 (Spiel).

Beyschlag, Renate: Altengymnastik und kleine Spiele. Anleitung für Übungsleiter in Einrichtungen der Altenhilfe, Begegnungsstätten und Verbänden. Elsevier, München, 2006.

Mötzing, Gisela: Beschäftigung mit alten Menschen. Elsevier, München, 2005.

Lindner, Elfriede (Hrsg): Aktivierung in der Altenpflege. Elsevier, München, 2005.

Harms, Heidrun/Dreischulte, Gabi: Musik erleben und gestalten mit alten Menschen. Elsevier, München, 1998.

Jasper, Bettina M.: Das Vielspiel. Geistige Fitness durch Sortieren, Kombinieren, Assoziieren und Fantasieren. Vincentz Network, Hannover, 2004 (Spiel).

Sulser, Renate: Ausdrucksmalen für Menschen mit Demenz. Hans Huber, Bern, 2006.

Schmidt-Hackenberg, Ute: Wahrnehmen und Aktivieren. Die 10-Minuten-Aktivierung für die Begleitung Hochbetagter. Vincentz, Hannover, 1996.

12 Sich als Mann oder Frau fühlen

Die AEDL „Sich als Mann oder Frau fühlen“ beinhaltet neben der Sexualität das eigene Rollenverständnis von Frauen und Männern und die Rollenzuweisung von außen. Dazu gehören auch das Bedürfnis nach Anerkennung und die Fähigkeit zur Selbstkritik.

Männer und Frauen unterscheiden sich in biologischer Hinsicht, sie unterscheiden sich aber auch hinsichtlich der Rollen, die sie einnehmen wollen oder müssen. Neben biologischen Faktoren spielt hierbei die Sozialisation eine große Rolle. Durch bestehende Normen und Sachzwänge und durch die Erziehung werden bestimmte Verhaltensweisen, Aufgaben und Pflichten als typisch männliche bzw. typisch weibliche festgelegt.

Ein gesundes Verhalten als Frau oder als Mann umfasst Identität, Selbstakzeptanz und die Fähigkeit, Rollen anzunehmen, zu hinterfragen und neue für sich zu entdecken. Rollenkonflikte können im Alter folgende Ursachen haben:

- Negative Erfahrungen und Prägungen im Laufe des Lebens
- Nachlassende Sexualfunktion
- Hormonelle Veränderungen
- Verändertes Aussehen
- Wissensdefizite bezüglich Sexualität

Körperliche und seelische Beeinträchtigungen (☞ 12.1) haben ebenfalls Einfluss auf das eigene Erleben.

Auch soziale Erfahrungen haben Auswirkungen auf den Bereich „Sich als Mann oder Frau fühlen“. Diese sind u. a.:

- Unzureichende positive Erfahrungen mit Zuwendung und Zärtlichkeit in der Kindheit
- Verlust- und Trennungserlebnisse
- Fehlende gesellschaftliche Anerkennung, z. B. Homosexualität
- Einschränkungen im Privatleben und in der Intimsphäre, z. B. im Altenheim

Gespräche über Sexualität sind für viele Menschen mit Scham verbunden. Darüber zu sprechen ist ungewohnt. Hier sollte die Pflegefachkraft sensibel sein und dieses Thema nur dann zum ausgesprochenen Thema machen, wenn sie das Gefühl hat, dass der Pflegebedürftige darüber sprechen möchte.

Pflege ist ein Berührungsberuf. Bei der Pflege wird in die Intimsphäre des anderen eingedrungen. Das macht nicht nur etwas mit der pflegebedürftigen Person, sondern hat genauso Auswirkungen auf die Pflegefachkraft. Eigene Gefühle wie Scham, Ekel, Angst und Hemmungen sollten nicht als „unprofessionell“ weggedrängt, sondern angeschaut und ausgesprochen werden.

12.1 Anamnese

Kranken-/Pflegeberichte

- Medizinische Diagnosen oder Symptome, die die Sexualität und die Geschlechtsidentität beeinflussen können?
  - Erkrankungen der Geschlechtsorgane?
  - Behinderungen, z. B. Lähmungen?
  - Erkrankungen mit Einschränkungen der Belastbarkeit, z. B. Herzinsuffizienz?
  - Hirnorganische Erkrankungen, z. B. Demenz?
  - Störungen der Körperfunktion, z. B. Inkontinenz, Stoma?
  - Chronische Schmerzen?
  - Seelische Störungen, z. B. Depression, Manie?
  - Posttraumatisches Belastungssyndrom, z. B. nach erlebter sexueller Gewalt?
  - Impotenz?
  - Sonstige?
- Medizinische Therapien, die die Sexualität und die Geschlechtsidentität beeinflussen können?
  - Nebenwirkungen von Medikamenten, z. B. Psychopharmaka?
  - Sonstige?
- Weitere mögliche Einflussfaktoren auf Sexualität und Geschlechtsidentität?
  - Heterosexualität?
  - Homosexualität?
  - Bisexualität?
  - Transsexualität?

Fragen an den Pflegebedürftigen bzw. die Angehörigen

- Welche Erfahrungen haben Sie in Ihrer Rolle als Frau/als Mann gemacht?
- Haben Sie negative Erfahrungen gemacht?
- Haben Sie Gewalt erlebt?
- Welche Hilfen benötigen Sie, um mit diesen Erlebnissen gut leben zu können?
- Was bedeutet es für Sie Frau/Mann zu sein?
- Welche Wünsche und Bedürfnisse spielen hierbei für Sie eine Rolle?
- Welche Rollen haben Sie früher ausgefüllt?
  - Hausfrau?
  - Mutter/Vater?
  - Berufstätiger?
  - Familienoberhaupt?
  - Ernährer einer Familie?
  - Selbstständiger Alleinlebender?
  - Sonstige?
- Welche Rollen, glauben Sie, haben Sie heute?
- Fällt es Ihnen schwer, diese neuen Rollen zu akzeptieren?

Beobachtungen

Beobachten und Beurteilen von

- Aktivität
- Interessen
- Äußerungen
- Stimmung

- Sozialverhalten
- Schamgefühl
- körperlichen Reaktionen
- Rollenverhalten
- Selbstwert- und Körpergefühl
- Reaktion auf Berührungen

12.2 Pflegeziele

Sexualität

Pflegebedürftiger
- spricht über sexuelle Probleme mit Vertrauensperson
- teilt Bedürfnisse und Ängste mit
- fühlt sich verstanden und akzeptiert
- nimmt bei belastenden sexuellen Problemen professionelle Hilfe in Anspruch
- erlebt keine Retraumatisierung
- hat über Situationen, die ihn an das Trauma erinnern, die Kontrolle
- empfindet Sicherheit

Rollenverständnis

Pflegebedürftiger
- fühlt sich in der jetzigen Rolle wohl
- fühlt sich gebraucht
- hat Selbstwertgefühl
- kann akzeptieren, dass einige Aktivitäten nicht mehr möglich sind
- probiert neue Aktivitäten aus

12.3 Pflegeplanung

Sexualität

- Bezugspflege
- Richtiges Maß an Nähe und Distanz in der Pflegebeziehung
- Pflegerische Maßnahmen im Genital- und Analbereich nicht selbstverständlich von Personen des anderen Geschlechts übernehmen lassen
- Intimsphäre des Pflegebedürftigen wahren
- Rückzugsmöglichkeiten schaffen
- Sensibilität bei pflegerischen Maßnahmen im Intimbereich, bei Schwierigkeiten:
  - Gesprächsbereitschaft zeigen
  - Nähe, Akzeptanz vermitteln
  - Bei Vermutung einer posttraumatischen Störung: therapeutische Hilfe anbieten
- Bei posttraumatischem Belastungssyndrom: mit Erlaubnis des Pflegebedürftigen Team informieren
- Grenzen akzeptieren
- Eigene Grenzen, z. B. bei sexuell anzüglichen Bemerkungen, deutlich machen
- Sexuelle Aktivitäten akzeptieren, solange sich niemand davon gestört fühlt
- Auf individuelles Schamgefühl achten
- Einverständnis für alle Pflegehandlungen einholen
- Ermutigen, mit dem Partner über Gefühle zu sprechen
- Angebote zum Wohlfühlen machen, z. B. Basale Stimulation (☞ 7.3), Snoezelen (☞ 9.3)
- Raum für Gefühle, z. B. Trauer, Wut, Aggression, geben

- Helfende Gespräche anbieten
  - verbale und nonverbale Kommunikation des Pflegebedürftigen wertschätzen
  - negativen Gefühlen Raum geben
  - Zuwendung, Nähe, Verständnis signalisieren
- Keine Therapie- oder Beschäftigungsangebote aufzwingen
- Situationen vermeiden, die an die Traumatisierung erinnern
- Über Möglichkeiten therapeutischer Hilfe informieren, z. B. Biografiearbeit, Musiktherapie, Gesprächstherapie
- Über entspannende Maßnahmen informieren und dazu anleiten
- Kontakt zu Selbsthilfegruppen herstellen

Rollenverständnis

- Gespräche über die frühere Zeit
- Ehemalige Fähigkeiten einbringen lassen
- Neue Rollen anbieten, z. B. im Garten mitarbeiten
- Zur Übernahme von Verantwortung motivieren, z. B. im Heimrat
- Feste mitgestalten
- Individuelle Gedenktage, z. B. Hochzeitstag, Todestag des Lebenspartners, begehen

12.4 Pflegeevaluation

Sexualität

- Kann der Pflegebedürftige Sexualität nach seinen Bedürfnissen leben?
- Fühlt sich der Pflegebedürftige verstanden?
- Ist er mit seiner sexuellen Identität, z. B. Homosexualität, akzeptiert?
- Erfährt der Pflegebedürftige die Hilfe, die er benötigt, z. B. bei posttraumatischem Belastungssyndrom?
- Hat er ein natürliches Schamempfinden?
- Kann er sich abgrenzen und akzeptiert er selbst Grenzen anderer?
- Kann er über seine Probleme mit Personen des Vertrauens sprechen?

Rollenverständnis

- Kann der Pflegebedürftige Rollen, deren Ausfüllung ihm nicht mehr möglich ist, loslassen?
- Findet er neue Rollen, in denen er sich wohl fühlt?
- Welche Rollen lebt der Pflegebedürftige?
- Hat er Selbstwertgefühl?

12.5 Formulierungshilfen für die Pflegedokumentation

Sexualität

Pflegebedürftiger

- äußert, dass Intimpflege durch eine Pflegekraft des anderen Geschlechts sehr unangenehm sei. Gleichgeschlechtliche Bezugspflegekraft wird sicher gestellt.
- wehrte sich vehement beim Katheterlegen. Gespräch ergab, dass Pflegebedürftige wohl während des Krieges Gewalt erlebt hat. Eventuell therapeutische Hilfe initiieren?
- macht immer wieder sexuell anzügliche Bemerkungen. Wurde darauf hingewiesen, dass das für mich unangenehm ist.
- sagt, dass er seit der Stomaanlage sehr unsicher im Kontakt mit seiner Frau ist, hat aber nicht mit ihr darüber gesprochen, da ihm das peinlich ist
- hat sich in Mitbewohnerin verliebt und lässt alle an seiner Freude darüber teilhaben

Rollenverständnis

Pflegebedürftiger

- kommt mit dem Leben im Heim nur sehr schwer zurecht
- sagt, dass ihm eine Aufgabe fehlt, Angebote (Mitarbeit im Heimrat, im Garten) wurden gemacht
- sucht neue Aufgabe
- steht nachts auf und will zur Arbeit gehen

Weiterführende Literatur

Böhmer, Martina: Erfahrungen sexualisierter Gewalt in der Lebensgeschichte alter Frauen. Mabuse Verlag, Frankfurt, 2001.

Butler, Robert A./Lewis Myrna I.: Alte Liebe rostet nicht. Über den Umgang mit Sexualität im Alter. Hans Huber, Bern, 1996.

Grond, Erich: Sexualität im Alter (k)ein Tabu in der Pflege. Brigitte Kunz Verlag, 2001.

Kleinevers, Sonja: Sexualität und Pflege. Bewusstmachung einer verdeckten Realität. Pflegebibliothek Bremer Schriften. Schlütersche Verlagsanstalt, Hannover, 2004.

Sydow, Kirsten von: Die Lust auf Liebe bei älteren Menschen. Ernst Reinhardt Verlag, München, 1994.

13 Soziale Bereiche des Lebens sichern

Menschen sind soziale Wesen. Kontakt zu anderen ist für die eigene Entwicklung, für das eigene Selbstwertgefühl wichtig. Ohne Spiegel von außen können wir uns selbst nicht erkennen. Das Bedürfnis nach Kontakt zu anderen Menschen ist unterschiedlich ausgeprägt. Manche Menschen sind am liebsten alleine, andere blühen erst in Gesellschaft richtig auf. Wichtig in diesem Zusammenhang ist, ob Möglichkeiten zum Kontakt und zum Alleinsein da sind und ob die Möglichkeit der Wahl besteht. Wenn aufgrund äußerer (z. B. fehlende Verkehrsanbindung) oder innerer Einschränkungen (z. B. Schwierigkeiten, Kontakt zu anderen herzustellen) diese Wahlmöglichkeit eingeschränkt ist, kann der Mensch unglücklich und depressiv werden.

Der Gesundheitszustand beeinflusst die soziale Interaktion. Körperliche und seelische Beeinträchtigungen können die Möglichkeit der Interaktion einschränken. Oft sind Kontakte nicht mehr in dem Maße wichtig, wenn Schmerzen oder körperliche Einschränkungen im Vordergrund stehen.

Die Aufgaben der Pflegenden im Bereich „Soziale Bereiche des Lebens sichern“ sind:

- Bedürfnisse und Gewohnheiten der Pflegebedürftigen erkennen und berücksichtigen
- Stärken und Fähigkeiten gezielt fördern
- Krankheiten und Einschränkungen berücksichtigen
- Ressourcen erkennen
- Sozialen Kontakt ermöglichen
- Selber dieser Kontakt sein und die Beziehung reflektieren
- Rückzugsmöglichkeiten bieten
- Entscheidungshilfe geben
- Ansprechpartner für Sorgen und Nöte, aber auch für Freude und Wohlgefühl sein

13.1 Anamnese

Kranken-/Pflegeberichte

- Medizinische Diagnosen oder Symptome, die den Bereich „Soziale Bereiche des Lebens sichern“ beeinflussen können?
  - Störungen der Sinnesorgane?
  - Kognitive Einschränkungen?
  - Einschränkung des Sprech- und Sprachvermögens?
  - Bettlägerigkeit?
  - Suchterkrankungen?
  - Depression?
  - Neurotische Störungen, z. B. Zwänge, Angstzustände?
  - Psychotische Störungen?
  - Demenz?
  - Verwirrtheit?
  - Harn- oder Stuhlinkontinenz?
  - Chronische Erkrankungen?
  - Chronische Schmerzen?
  - Sonstige?
- Medizinische Therapien, die den Bereich „Soziale Bereiche des Lebens sichern“ beeinflussen können?
  - Bettruhe?
  - Nebenwirkungen von Medikamenten, z. B. Psychopharmaka?
  - Sonstige?

Fragen an den Pflegebedürftigen bzw. die Angehörigen

Soziale Kontakte

- Sind Sie aktives Mitglied in einem Verein, einer Hobbygruppe oder einer Selbsthilfegruppe?
- Lieben Sie Geselligkeit?
- Sind Sie gerne alleine?
- Haben Sie einen großen Freundes- und Bekanntenkreis?
- Haben Sie eine große Familie?
- Wie sind die Beziehungen in der Familie?
- Haben Sie immer hier an diesem Ort gelebt?
- Sind Sie oft umgezogen?
- Haben Sie Kontakt zu anderen Menschen?
- Fehlt Ihnen in dieser Beziehung etwas?
- Haben Sie sich in letzter Zeit zurückgezogen?
- Fällt es Ihnen schwer, Kontakt zu anderen Menschen herzustellen?
- Können Sie sich über die Dinge, die Sie beschäftigen und die Ihnen wichtig sind, mit anderen Menschen austauschen?
- Welche Bezugspersonen haben Sie?
- Wie ist es Ihnen in Bezug auf Kontakte zu anderen Menschen nach der Pensionierung ergangen?
- Haben Sie wichtige Bezugspersonen verloren, z. B. durch
  - Tod?
  - Umzug?
  - Immobilität?
- Fühlen Sie sich alleine?

Entscheidungsfähigkeit

- Wer hat darüber entschieden, dass Sie in eine Pflegeeinrichtung einziehen/dass Sie ambulante Hilfe bekommen?
- Welche Entscheidungen in Ihrem Leben treffen Sie?
- Fällt es Ihnen schwer, Entscheidungen zu treffen?
- Wer hilft Ihnen dabei?
- Sind Sie froh, wenn andere für Sie Entscheidungen treffen?
- Möchten Sie gerne aktiver und selbstbestimmter sein?

Beobachtungen

Soziale Kontakte

Beobachten und Beurteilen von
- Verhalten im sozialen Umfeld
- Kontakte
- Kontaktfähigkeit
- Kommunikation
- Kommunikationsstörungen
- Ausdruck von Gefühlen
  - Freude
  - Trauer
  - Ärger/Wut
  - Angst
  - Schmerz
  - Scham
- Stimmungen und Affekte, z. B.
  - Unsicherheit
  - Erregbarkeit
  - Angst
- Belastbarkeit, z. B.
  - Konzentrationsfähigkeit
  - Ausdauer
- Symptome
  - psychischer Krankheiten
  - psychosomatischer Krankheiten
- Aussagen des Pflegebedürftigen
- Stereotypen, z. B.
  - monotones Hin- und Herwiegen
  - wiederholte, sinnlose Handlungen
  - Nesteln
- autoaggressivem Verhalten

Entscheidungsfähigkeit

Beobachten und Beurteilen von
- Aggression
- Abhängigkeitsbedürfnis
- Selbstständigkeit
- kognitiven Fähigkeiten
- Sozialverhalten

13.2 Pflegeziele

Soziale Kontakte

Pflegebedürftiger
- hat befriedigende Kontakte zu anderen Menschen
- hat Freude an Beschäftigungen
- greift alte Kontakte wieder auf
- findet neue Kontakte
- hält Kontakte aufrecht
- kennt Ursachen für seine Isolation
- überwindet die Isolation
- spricht über seine Einsamkeit und seine Wünsche und Bedürfnisse
- äußert seine Kontaktwünsche
- fühlt sich verstanden
- findet eigene Ressourcen zur Bewältigung
- hat gestärktes Selbstwertgefühl
- fühlt sich in der Gemeinschaft wohl

Entscheidungsfähigkeit

Pflegebedürftiger
- kann Vor- und Nachteile von Entscheidungen einschätzen
- lebt so selbstbestimmt, wie es für ihn passt
- wird in Entscheidungen grundsätzlich einbezogen
- übernimmt Verantwortung
- kann eigene Bedürfnisse äußern
- äußert Wünsche
- ist über Rechte, Pflichten und Möglichkeiten der Mitbestimmung informiert
- nimmt am sozialen Leben teil
- ist zufrieden

13.3 Pflegeplanung

Soziale Kontakte

- Ursachen für Isolation klären
- Hilfsmittelbedarf klären, z. B.
  - Gehhilfen
  - Brille
  - Hörgerät
- Bei Kontaktsuche und -aufnahme unterstützen
- Gewohnte Aktivitäten fördern
- Gespräche anbieten
- Bei Bedarf Hilfe anderer Berufsgruppen initiieren
- Gemeinsame Mahlzeiten und Veranstaltungen ermöglichen
- Kontaktpersonen vermitteln
- Über therapeutische Unterstützungsmöglichkeiten informieren, z. B.
  - Biografiearbeit
  - Ergotherapie
  - Musiktherapie
- Über Angebote zur Freizeitgestaltung informieren, z. B.
  - Singkreis
  - Gymnastikgruppe
  - Tanzkreis
  - Aktivitäten der Kirchengemeinde
  - Öffentliche Veranstaltungen
- Fahrdienst organisieren
- Über zusätzliche Angebote informieren, z. B.
  - Besuchsdienste
  - Nachbarschaftshilfe
  - Selbsthilfegruppen

Entscheidungsfähigkeit

- Ursachen für eingeschränkte Entscheidungsfähigkeit klären
- Äußerungen und Verhaltensweisen ernst nehmen
- Entscheidungsmöglichkeiten anbieten
- Möglichkeiten der Verantwortungsübernahmen gemeinsam prüfen
- Zur Selbstständigkeit ermuntern
- Zuwendung zeigen
- Gespräche anbieten
- Kontakte fördern
- Zeit für Begleitung und Betreuung einplanen
- Zur selbstständigen Übernahme täglicher Verrichtungen anleiten
- Zu Angeboten der Aktivität und Mitbestimmung beraten

13.4 Pflegeevaluation

Soziale Kontakte

- Hat der Pflegebedürftige Kontakte?
- Ist er mit diesen Kontakten zufrieden?
- Äußert er den Wunsch nach mehr/nach weniger Kontakt?
- Kann der Pflegebedürftige seinen Alltag meistern?
- Kann der Pflegebedürftige seine Gefühle zeigen und äußern?
- Welche Äußerungen macht er hinsichtlich seiner Gefühle?
- Kennt er zusätzliche Unterstützungsangebote?

Entscheidungsfähigkeit

- Welche Gefühle äußert der Pflegebedürftige?
- Fühlt er sich überfordert?
- Wie bewältigt er die täglichen Aufgaben?
- Zeigt er Aggressionen?

13.5 Formulierungshilfen für die Pflegedokumentation

Soziale Kontakte

Pflegebedürftiger
- ist heute auf andere zugegangen und hat Kontakte geknüpft
- fühlt sich einsam und traurig
- zieht sich zurück
- hat heute Besuch von seinen Enkelkinder gehabt. Ist richtig aufgeblüht.
- war heute zum ersten Mal beim Malkreis. Sagte, dass ihm das richtig Spaß gemacht hat.
- findet immer besser und leichter Kontakt zu anderen Heimbewohnern
- will nicht über seine Gefühle sprechen

Entscheidungsfähigkeit

Pflegebedürftiger
- sagt, er möchte Entscheidungen nicht treffen, das sollen seine Kinder machen
- ist aktiver und fragt nach
- wartet mit dem Zubettgehen ab, bis Pflege auf ihn zukommt
- ist froh, dass das Terminausmachen beim Augenarzt für ihn gemacht wird. Sagt, das überfordert ihn total.

Weiterführende Literatur

Golemann, Daniel: Emotionale Intelligenz. DTV, München, 1997.

Huber, Martin/Siegel, Siglinde A./Wächter, Claudia/Brandenburg, Andrea: Autonomie im Alter – Leben und Altwerden im Pflegeheim – Wie Pflegende die Autonomie von alten und pflegebedürftigen Menschen fördern. Schlütersche Verlagsanstalt, Hannover, 2005.

Weakland, John H./Herr, John J.: Beratung älterer Menschen und ihrer Familie. Hans Huber Verlag, Bern, 1988.

Stanjek, Karl (Hrsg): Altenpflege konkret Sozialwissenschaften. Elsevier, München, 2005.

Index

A

B

C

D

E

F

G

H

I

K

R

S

T

U

V

W

Notizen

Notizen

Notizen

Notizen